Leitsymptome in der Aurachirurgie Band 2

Meiner Familie gewidmet.

Mathias Künlen

Leitsymptome in der
Aurachirurgie

Medizin im
21. Jahrhundert

Band 2

Impressum:
Herausgeber: IFA Institut für Aurachirurgie, Fürstentum Liechtenstein
Autor: Dr. Mathias Künlen
Lektorat: Petra Kienle, Irmgard Wagner
Layout: Carsten Kienle
Umschlaggestaltung: Dr. Mathias Künlen, Carsten Kienle
Internet: www.aurachirurgie.me
E-mail: info@aurachirurgie.me

© 2018
Herstellung und Verlag: BoD – Books on Demand, Norderstedt.
ISBN: 9783743115460

Bibliografische Information der Deutschen Nationalbibliothek

Die Deutsche Nationalbibliothek verzeichnet diese Publikation in der Deutschen Nationalbibliografie; detaillierte bibliografische Daten sind im Internet über http://dnb.d-nb.de abrufbar

1. Auflage 2018

Alle Rechte der Verbreitung, auch durch Funk, Fernsehen und sonstige Kommunikationsmittel, fotomechanische oder vertonte Wiedergabe sowie des Nachdrucks vorbehalten

HINWEIS: Wie jede Wissenschaft ist die Medizin ständigen Entwicklungen unterworfen. Forschung und klinische Erfahrung erweitern unsere Erkenntnisse, insbesondere was die Behandlung von Krankheiten anbelangt.

Herausgeber und Verlag haben große Sorgfalt darauf angewandt, dass alle Empfehlungen dem aktuellen medizinischen Wissensstand entsprechen. Für Angaben von Applikationsformen und Therapiehinweisen kann vom Autor und Verlag keine Gewähr übernommen werden. Jeder Benutzer ist angehalten, durch sorgfältige Prüfung und gegebenenfalls nach Konsultation eines Spezialisten festzustellen, ob die beschriebenen Therapiemöglichkeiten im konkreten Fall anwendbar sind. Jede Therapieanwendung geschieht auf eigene Gefahr des Benutzers. Autor und Verlag appellieren an jeden Benutzer, ihm etwa auffallende Ungenauigkeiten mitzuteilen.

Inhalt

Inhalt 5
Einleitung 6
Leitsymptome 8
Transplantatabstoßung 9
Platzende Gefäße 13
Impotenz 26
Übergewicht 30
Darmfistel 35
Leistungsschwäche 37
Leistenschmerzen 44
Muskelschwäche 45
Hautflechte 47
Herzrhythmusstörungen 50
Herzrhythmusstörungen 55
Schnarchen 58
Hämorrhoiden 59
Krampfadern 65
Blasenentzündung 70
Menstruationsbeschwerden 72
Depression 74
Zwangsstörung 76
Taubheit in den Fingern 80
Badeunfall 82
Trisomie 21 86
Phimose 88
Müdigkeit 91
Knieschmerzen 94
Trockenes Auge 96

Über den Autor 99
Index 100

Einleitung

Dieses Buch illustriert Fallbeispiele der Aurachirurgie anhand von Leitsymptomen. Die Reihenfolge der Leitsymptome ist absichtlich ungeordnet bzw. nicht nach Fachrichtungen sortiert. Dies entspricht dem „täglichen Brot" des praktizierenden Aurachirurgen, indem die Patienten während eines Tages ganz unterschiedliche Beschwerden präsentieren. Die Fallbeschreibungen illustrieren, wie vielfach verschlungen die diagnostischen Pfade und differentialdiagnostischen Überlegungen sein können, bis letztlich eine wirksame Therapiemethode erkannt wird. Ausgehend von einem Leitsymptom werden die aurachirurgischen Untersuchungen am Patienten auch mithilfe der nicht-linearen Systemanalyse durchgeführt. Alle Fallbeispiele stehen exemplarisch für die Vorgehensweise in der energetisch-informatorischen Methode der Aurachirurgie, eine Vorgehensweise, die sich von der morphologisch orientierten Schulmedizin unterscheidet.

Aurachirurgie versteht sich als Ergänzung zu etablierten Medizinsystemen wie der Schulmedizin oder der Komplementärmedizin. Sie erhebt explizit keinen Anspruch auf Alleingültigkeit und sollte hinsichtlich ihrer Indikationsstellung stets vergleichend abgewogen und unter Umständen ergänzend angewendet werden.

Aurachirurgie hat inzwischen einen hohen wissenschaftlichen Standard erreicht, mit der Möglichkeit zur bildlichen Darstellung und gar quantitativen Messung von seelisch-geistigen Störungen. Sowohl im Rahmen der Diagnostik als auch insbesondere in der Vorabtestung von Therapieansätzen und in der Erfolgsmessung von aurachirurgischen Behandlungen gibt es beeindruckende Fortschritte des geistigen Heilens, wie man sie bis vor kurzer Zeit noch für unmöglich gehalten hätte. Mit den in diesem Buch gezeigten Verfahren und Methoden steht die Aurachirurgie den wissenschaftlichen Standards der westlichen Schulmedizin nicht mehr nach, im Gegenteil, sie führt in Bereiche des Heilens, von denen die Schulmedizin gegenwärtig weit entfernt ist. An dieser Stelle sei betont: Geistiges Heilen mittels Aurachirurgie beschreibt keine Wunderheilung. Die Wirksamkeit und der Erfolg der Aurachirurgie ist dem speziellen Zugang zum Patienten zu verdanken, einem klar definierten und exakt anwendbaren energetisch-informatorischen Weg.

Seit Jahren arbeite ich mit großer Begeisterung als Aurachirurg. Immer wieder bin ich beeindruckt, ja geradezu verblüfft, welch schlüssigen Erklärungen ich mit dieser Methode bei meinen Patienten für ganz unterschiedliche Symptome und Krankheitsbilder finde, und mit welcher Wirksamkeit ich zur Heilung beitragen kann.

Hinweis: Wenn in diesem Buch von „Arzt" die Rede ist, so wird dies verstanden im Sinne dessen, der heilt. Der Begriff umfasst somit auch Heilpraktiker, Therapeuten und Heiler. Dabei beinhaltet der Begriff „Arzt" sowohl den männlichen Arzt als auch die weibliche Ärztin. Ebenso bezieht sich der Begriff „Patient" auch auf „Patientin". Um die Lesbarkeit des Textes zu erhöhen, werden hier nur die männlichen Formen verwendet.

Ruggell, Liechtenstein im Dezember 2018.

Leitsymptome

In den folgenden Fallbeispielen finden sich zahlreiche Abbildungen der nichtlinearen Systemanalyse. Angezeigt werden immer zwei Bilder, das oberen zeigt den Ausgangsbefund, das untere den Befund nach Invertierung eines Einflussfaktors, z.B. Elektrosmog. Eine Invertierung ist an sich noch keine Therapie, sondern dient nur zur diagnostischen Eingrenzung. Sie untersucht, ob sich der energetische Befund eines Organsystems verändert, sobald man einen Kausalfaktor aus der Betrachtung herausnimmt, z.B. einen Candida albicans als Kausalfaktor im Darm. Verbessert sich der energetische Befund bei nochmaliger NLS-Analyse durch Invertierung, so zeigt dies, dass dieser Kausalfaktor entsprechend verantwortlich zu machen ist für die schlechte energetische Ausstattung des jeweiligen Organs. Bleibt der Befund hingegen gleich oder verschlechtert sich gar, so bedeutet dies, der der angenommene Kausalfaktor keine Rolle spielt bzw. dass die Anfrage an das NLS-Analysesystem falsch formuliert ist. Durch Invertierung lassen sich viele Kausalfaktoren schnell und unkompliziert prüfen: Mikroorganismen wie Bakterien, Pilze, Protozoen oder Viren, allergene Substanzen, Nahrungsmittel, aber auch Medikamente, die dem Patienten testweise zugegeben oder auch weggenommen werden. Auf diese Weise lässt sich effizient prüfen, ob ein bereits gegebenes Medikament Nutzen bringt oder eher schadet. Gleichermaßen lässt sich evaluieren, was ein neu gegebenes Medikament entsprechend am Organsystem energetisch verändern würde.

Die Klassifikation geschieht durch farbliche Markierungen, entsprechend den Schulnoten, 1 ist die beste Note, 6 die schlechteste (helle Vielecke die Note 1, helle Kreise die Note 2, nach oben gerichtete Dreiecke die Note 3, nach unten gerichtete Dreiecke sind die Note 4, dunkle Rauten sind die Note 5, schwarze Vierecke sind die Note 6).

Transplantatabstoßung

Anamnese: Wassiliki D., weiblich, 48 Jahre, Nierenversagen vor 18 Jahren, daraufhin Nierentransplantation rechts. Seit 3 Monaten vermehrt Eiweiß im Urin. Der Eiweißverlust zeigt an, dass die Niere ihre Funktion einstellt und die Gefahr einer Abstoßung besteht.

Aurachirurgie:

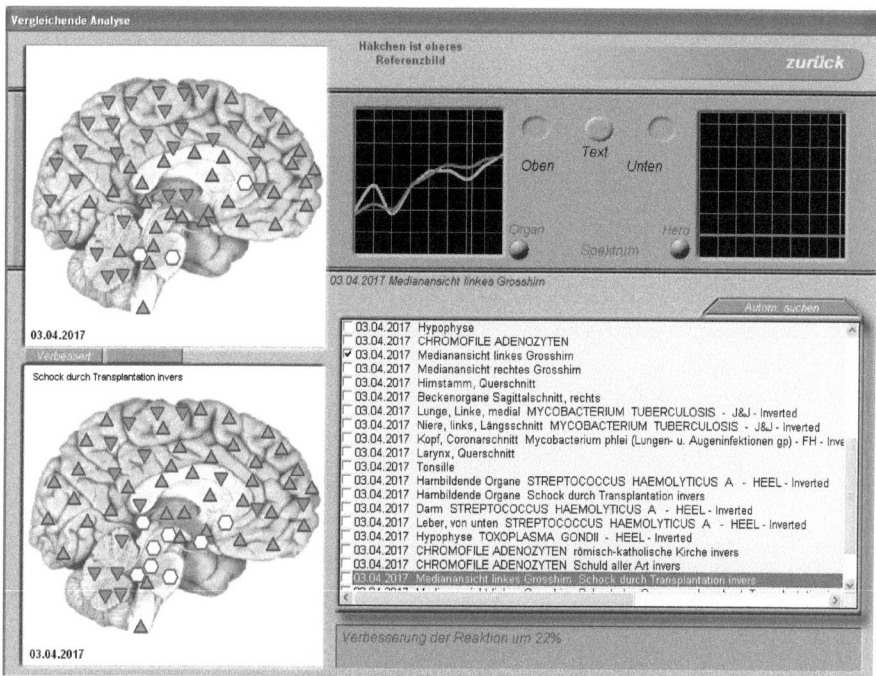

Abb. 1: Medianansicht linkes Großhirn, Eingabe von „Schock durch Transplantation invers", Verbesserung der Reaktion um 22%. Ganz offensichtlich besteht noch eine erhebliche energetisch-informatorische Belastung auf dem Gehirn des Organempfängers, ausgelöst durch den Transplantationsvorgang.

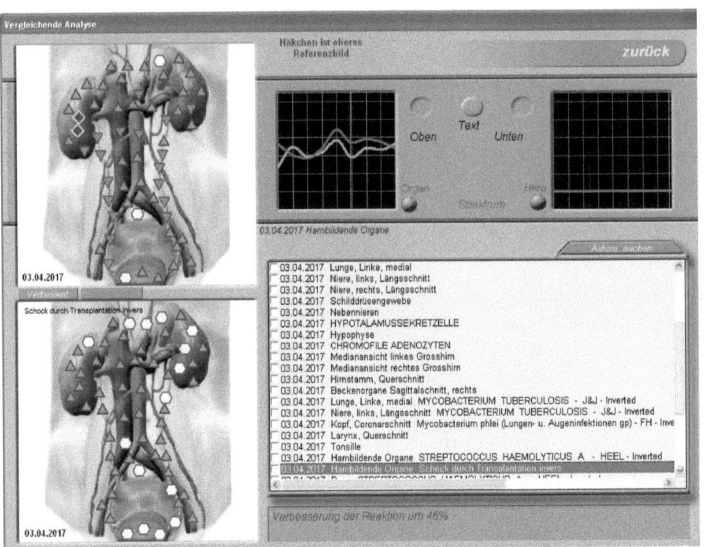

Abb. 2: Harnbildende Organe, Eingabe von „Schock durch Transplantation invers", Verbesserung der Reaktion um 46%, deutlich erkennbar auf der rechten, seinerzeit transplantierten Niere. Der Schock findet sich somit nicht nur auf dem Gehirn der Patientin, sondern auch lokoregional.

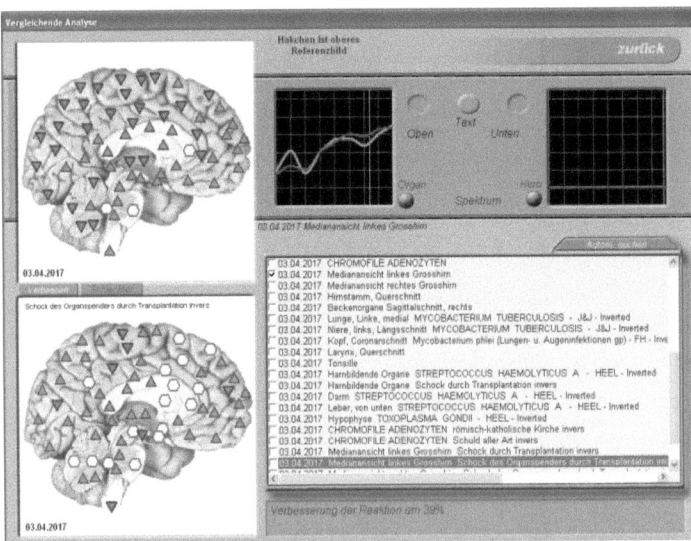

Abb. 3: Medianansicht linkes Großhirn, Eingabe von „Schock des Organspenders durch Transplantation invers", Verbesserung der Reaktion um 39%.

Leitsymptome

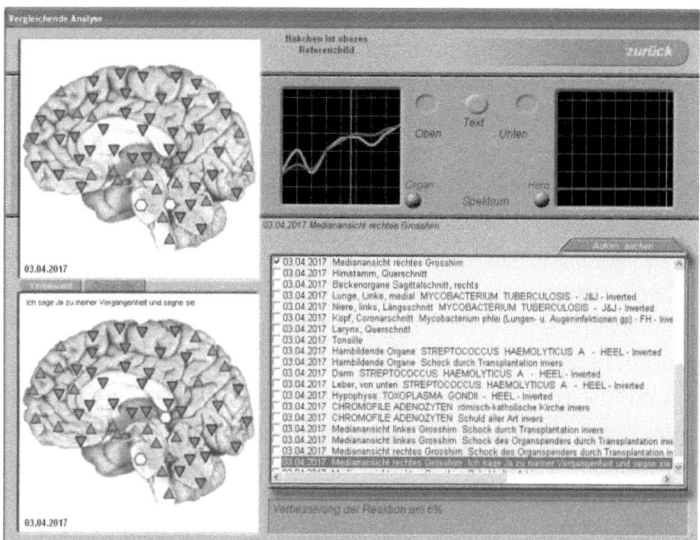

Abb.4: *Mediansicht rechtes Großhirn, Eingabe von „Ich sage Ja zu meiner Vergangenheit und segne sie", Verbesserung der Reaktion um 6%.*

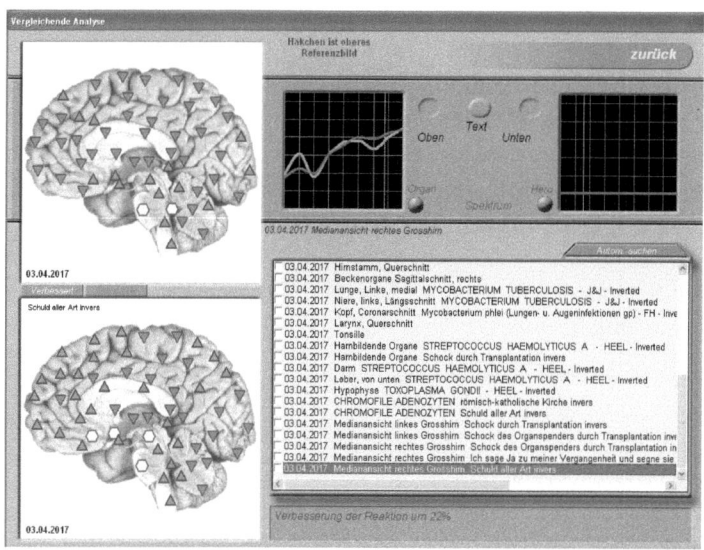

Abb. 5: *Mediansicht rechtes Großhirn, Eingabe von „Schuld aller Art invers", Verbesserung der Reaktion um 22%.*

Bewertung: Bei der Patientin findet sich eine energetische Belastung, die von der Transplantation der Niere vor 18 Jahren herrührt. Entsprechende Muster zeigen sich in der NLS-Analyse an mehreren Stellen, sowohl im Bereich des Großhirns als auch des Urogenitaltrakts der Patientin. Beeindruckend ist die Tatsache, dass die Belastungen nicht etwa nur aus dem Schock für die Empfängerin herrühren, sondern dass sich offensichtlich auch Belastungen vom Spender über das transplantierte Organ auf die Patientin übertragen haben und dort persistieren. Insofern liegt der Verdacht nahe, dass der Spender zum Zeitpunkt der Explantation einen Schock erlitten hat, was die viel diskutierte Frage aufwirft, wie „tot" der Spender zum Zeitpunkt der ärztlichen Todeszeitbestimmung tatsächlich war. Im Sinne der Aurachirurgie besitzt die übertragene Niere ein eigenständiges Bewusstsein, das die seelische Belastung des Explantierten abbildet und auf den Organempfänger übertragen wird. Das bedeutet, dass nicht, wie von der modernen Hirnforschung postuliert, einzig das Gehirn der Träger des Bewusstseins ist, sondern dass sich Bewusstsein in allen Organen und Zellstrukturen findet. Hans Stolp[1] weist darauf hin, dass es bei zu explantierenden und als hirntot diagnostizierten Menschen in 75% der Fälle zu spontanen Abwehrbewegungen mit Armen und Beinen kommt (sog. Lazarus[2]-Reflex, der vom den Todeszeitpunkt festlegenden Neurologen als rein peripherer und damit auf Rückenmarksebene verschalteter unwillkürlicher Reflexbogen beschrieben wird) und dass Blutdruck und Herzfrequenz ansteigen, weshalb dem Spender während der Operation Muskelrelaxantien verabreicht werden. Über die Verabreichung einer Narkose bei der Entnahme von Organen wird unterschiedlich gedacht. In den Richtlinien der Deutschen Stiftung für Organtransplantation (DSO, koordiniert und leitet sämtliche Organspenden in Deutschland) steht, dass eine Narkose nicht nötig ist, dass es aber sinnvoll sei, den Organspender zu relaxieren und dem Anstieg von Blutdruck und Herzfrequenz vorzubeugen. Während in Deutschland und in den Niederlanden keine Schmerzmedikation im Standard durchgeführt wird, ist eine solche in der Schweiz üblich.

Das Ziel der aurachirurgischen Behandlung besteht in der Reduktion der karmischen Belastungen, um dadurch die Sekretionsleistung der Niere zu steigern und den Eiweißverlust zu reduzieren. Die Auflösung von Schuld aller Art bietet nach den vorliegenden Analyseergebnissen die größten Erfolgsaussichten.

---

[1] Quelle: Hans Stolp, Organspende, Crotona Verlag 2016

[2] Die Bezeichnung „Lazarus" stammt aus der Bibel. Lazarus war gestorben, wurde aber durch Jesus vom Tod zurückgerufen. Er war bereits in einem Felsengrab begraben, bis Jesus ihn rief, und er dann erwachte, sich aufrecht hinsetzte und schließlich aufstand.

Platzende Gefäße

Anamnese: Sieglinde G., 64 Jahre alt, erleidet im Jahre 2006 ein Aneurysma[3] dissecans der Bauchaorta. Nur knapp entrinnt sie dem Tod, durch eine Notoperation kann sie gerettet werden. Ein Jahr später kommt es zu einem Aneurysma dissecans der Brustaorta, was wiederum notfallmäßig operiert wird. Wiederum ein Jahr später werden im Rahmen einer Herzkatheteruntersuchung multiple Aneurysmen im Bereich der Coronargefäße diagnostiziert, weswegen sie insgesamt drei Bypässe operativ eingesetzt bekommt. Als Spätfolge des Bauchaortenaneurysmas kommt es zu einer Minderdurchblutung der linken Niere, die als Schrumpfniere schließlich operativ entfernt wird. Postoperativ entsteht eine bakterielle Infektion im Bauchraum, es kommt zu einer Peritonitis mit einem Platzbauch, im Rahmen der sekundären Wundheilung bleibt ein großer Bauchwandbruch von ca. 20 cm Länge im Bereich des linken Unterbauchs bestehen, der bis heute massive Beschwerden macht. Zwar trägt die Patientin ein Bruchband um den Bauch, allerdings kommt sie nach eigenen Angaben damit nur schlecht zurecht. Im weiteren Verlauf kommt es zu Aneurysmenbildungen im Bereich beider Aa. iliacae, die ebenfalls operativ durch künstliche Arterien ersetzt werden. Nach Angabe der Patientin spaltet sich eine Arterie sofort auf, sobald man dort eine Nadel setzt. Das sei ihr passiert, als sie im Rahmen der Niereninsuffizienz eine temporäre Dialysehandlung bekam und man versuchte, eine Kanüle in die Armarterie zu setzen. Diese habe sich sofort entsprechend gespalten und sei damit als Zugangsweg nicht mehr zu verwenden gewesen. Die Neigung zur Aneurysmenbildung beschränke sich dabei auf Arterien, Venen seien nicht betroffen. Auch bestehe keine erbliche Bindegewebserkrankung im Sinne eines Ehlers-Danlos-Syndroms oder eines Marfan-Syndroms, das habe man in der Universitätsklinik untersucht. Inzwischen gebe es ein eigenes Forschungsprojekt an der entsprechenden Universitätsklinik, die sich mit ihrem Fall beschäftigt. Bei den fünf Geschwistern seien Blutproben abgenommen worden,

---

[3] Als Aneurysma bezeichnet man eine pathologische, begrenzte irreversible Verdünnung und Ausweitung der Gefäßwand einer Arterie. Dabei existieren unterschiedliche Formen: Entweder das Gefäß platzt (Aneurysma verum) und die Arterie beginnt in den Extravasalraum zu bluten, was nicht selten zu einer Verblutung des Patienten führt, wenn es sich um ein großes Gefäß handelt. Oder die Arterie spaltet sich durch einen Einriss der Intima auf (Aneurysma dissecans) und der Blutstrom bohrt sich innerhalb der Arterienwand nach unten, um schließlich in einem Blindsack zu enden. In manchen Fällen findet die Blutsäule durch einen zweiten, weiter distal liegenden erneuten Einriss der Intima den Wiedereintritt in das normale Gefäßlumen, so dass sich der Intimabereich zwischen dem ersten und dem zweiten Intimariss wie ein Segel im Blutstrom bewegt. Ein Aneurysma spurium beschreibt ein perivaskuläres pulsierendes Hämatom. Dieses entsteht, indem es zu keinem unkontrollierten extravasalen Blutstrom kommt, sondern das Problem begrenzt bleibt, indem das Blut in einem entsprechenden extravasalen Kompartment sistiert.

um hier eine Gentypisierung durchzuführen und einen unter Umständen familiären Erbgang nachzuweisen. Bei den Vorfahren habe es solche Probleme bislang nie gegeben, auch seien alle Geschwister gesund.

Aurachirurgie: Bei der Untersuchung präsentiert sich eine zierliche und angesichts der schweren Erkrankung bemerkenswert positiv gestimmte freundliche Person, die bereits äußerlich nicht an eine hereditäre Bindegewebserkrankung im Sinne eines Ehlers-Danlos-Syndrom oder eines Marfan-Syndrom (sind typischerweise groß) erinnert. Die Gelenke sind nicht überstreckbar, die Gliedmaßen normal ausgebildet, das Bindegewebe gut tonisiert.

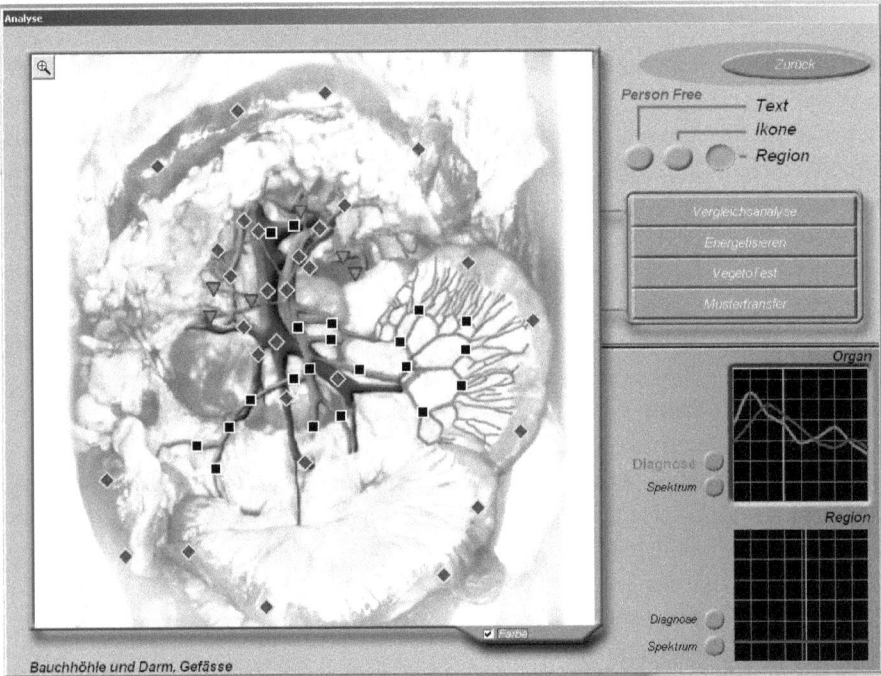

Abb. 6: Gefäße im Bereich der Bauchhöhle zeigen schwere energetische Belastungen, passend zum Befund des Bauchaortenaneursymas und des Verschlusses der A. renalis links.

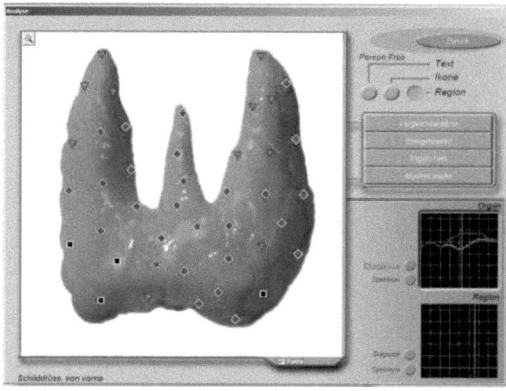

Abb. 7: *Schilddrüse von vorne sehr schwer belastet.*

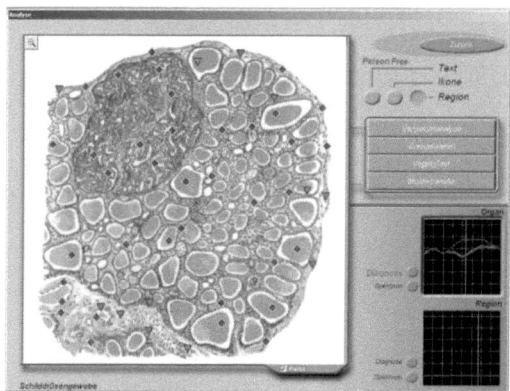

Abb. 8: *Schilddrüsenepithel sehr schwer belastet.*

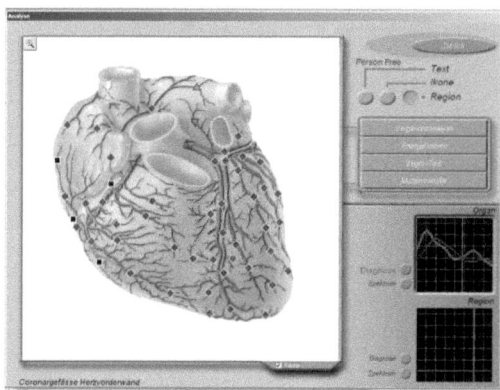

Abb. 9: *Herzkranzgefäße sehr schwer belastet, Z.n. drei Bypässen*

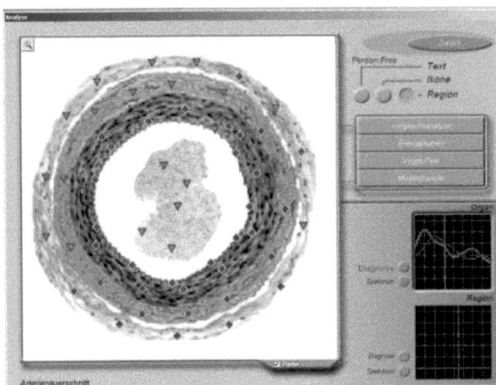

Abb. 10: Arterie Querschnitt sehr schwer belastet, bekannte Aneurysmen.

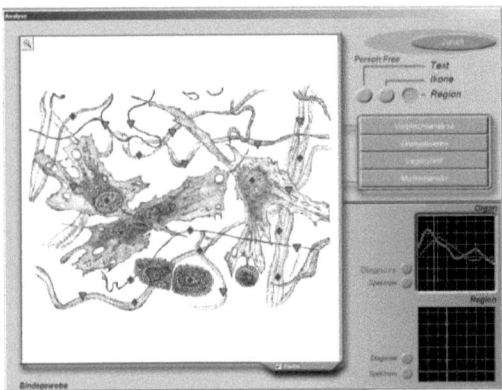

Abb. 11: Bindegewebe eindeutig belastet.

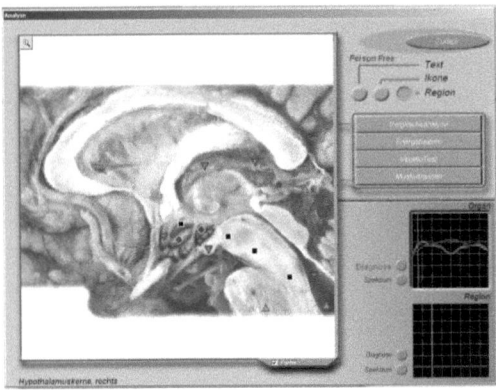

Abb. 12: Hypothalamus Kerne schwer belastet.

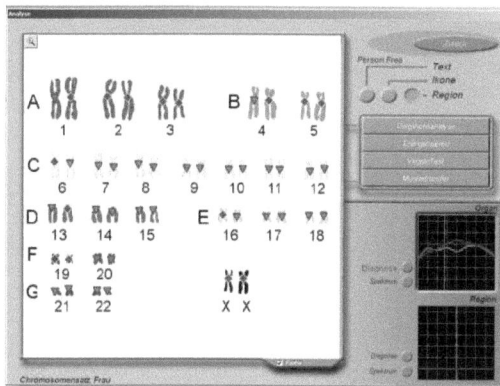

Abb. 13: *Chromosomen deutlich belastet.*

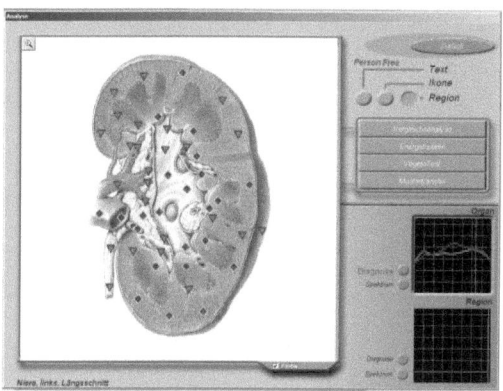

Abb. 14: *Niere erheblich belastet, linke Niere energetisch noch vorhanden.*

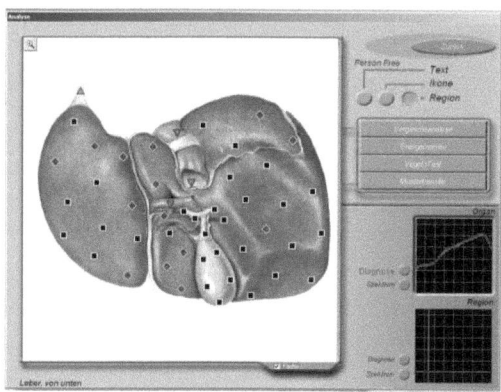

Abb. 15: *Leber und Gallenblase schwer belastet.*

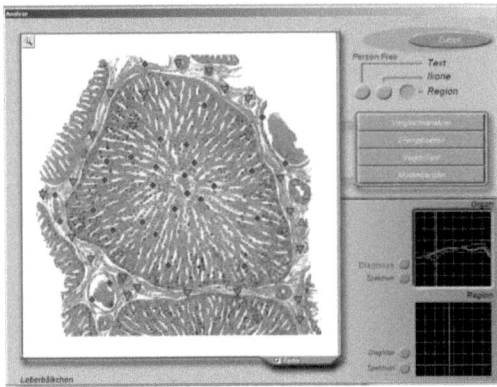

Abb. 16: *Leberläppchen schwer belastet.*

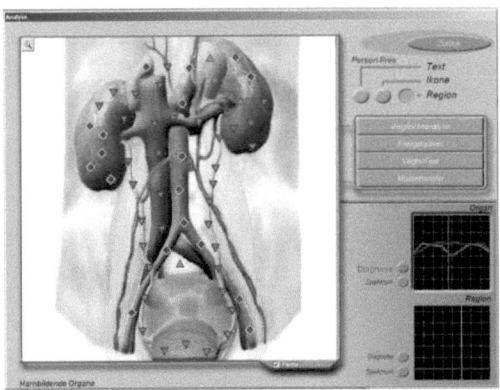

Abb. 17: *Harnableitende Organe und Gefäße schwer belastet.*

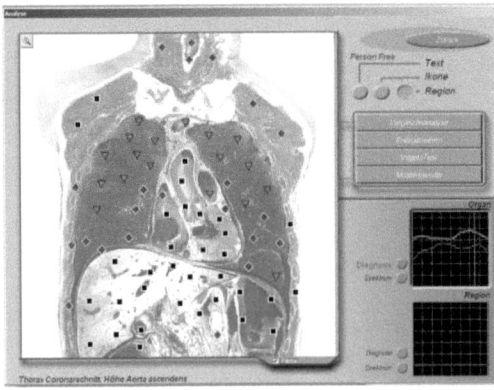

Abb. 18: *Herzmuskel, Skelettmuskulatur und Leber schwer belastet.*

Leitsymptome

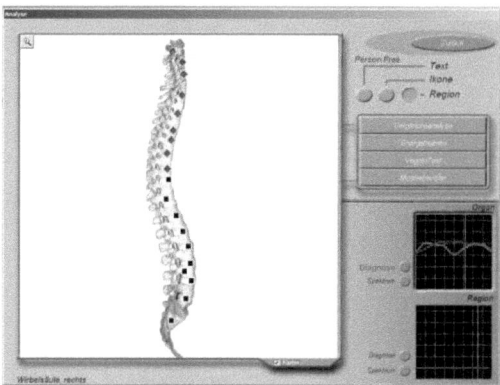

Abb. 19: Wirbelsäule schwer belastet.

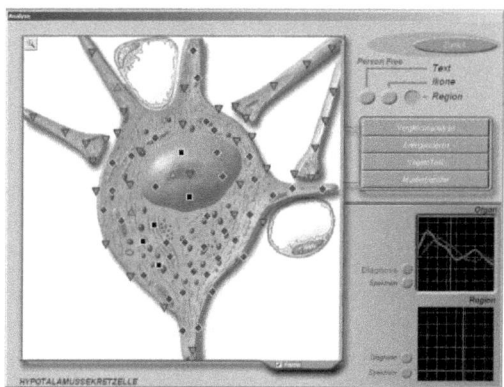

Abb. 20: Hypothalamussekretzelle schwer belastet.

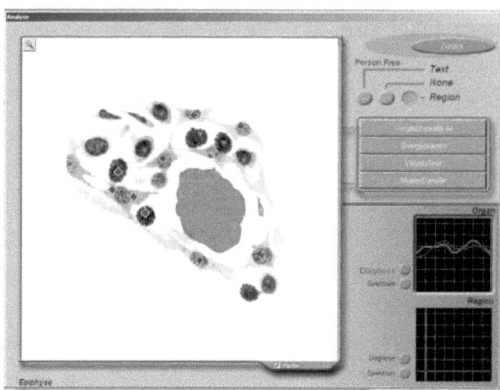

Abb. 21: Epiphyse deutlich belastet.

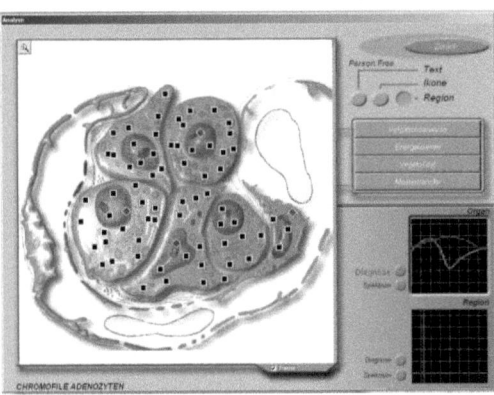

Abb. 22: Chromophile Adenozyten schwer belastet. Solch schweren Befunde in den Chromophilen Adenozyten sind typisch für das karmische Muster der Schwarzen Magie, die mit sekundärer Wundheilung bei Bauchoperationen einhergeht.

Angesichts der beträchtlichen energetischen Belastung in allen untersuchten Organen, insbesondere auch der Hypothalamussekretzelle und der chromophilen Adenozyten wird die Patientin gefragt, ob sie eine Belastung im Sinne von Schuld, Eide und Gelübde bei sich kenne. Die Patientin berichtet daraufhin folgende beeindruckende Geschichte: Als 8-jähriges Kind sei sie in eine katholische Einrichtung gegangen und habe dort Kommunionsunterricht erhalten. Eines Tages habe der Pfarrer Blätter mit einem Bild des Teufels an die Klasse verteilt und die Schüler aufgefordert, den Teufel bunt anzumalen. Nachdem sich das Kind weigerte, wurde sie durch den Pfarrer mit einem Rohstock gezüchtigt, den sog. Tatzen (der Pfarrer schlug dabei mit einem Rohrstock auf die ausgestreckten Finger des Kindes). Weil das Kind die Hand mehrfach aus Angst zurückgezogen hatte und bei jedem Rückzieher sich die Zahl der Schläge automatisch um eine Einheit erhöhte, habe sie schließlich fünf äußerst schmerzhafte Tatzenhiebe erhalten. Zusätzlich habe sie der Pfarrer aufs Übelste beschimpft. Am Tag der ersten Operation, d.h. viele Jahre nach diesem Ereignis, sei die Patientin auf der Intensivstation gelegen, immer noch im tiefen postoperativen Dämmerschlaf, und überall im Zimmer sei ihr der Teufel erschienen. Wochenlang habe sie dann der Teufel in den Träumen verfolgt. Die Patientin beschreibt, dass sie immer intuitiv gewusst habe, dass dies auf das Erlebnis als Kind zurückzuführen sei, allerdings konnte sie diesen Verdacht bis zum heutigen Tag nicht erhärten. Erst die heutige Untersuchung mit dem NLS-System zeige ihr, dass sie die vielen Jahre Recht gehabt habe. Sie ist sich sicher, dass ihre Krankheit auf dieses teuflische Szenario von damals zurückzuführen sei. Schließlich habe das Erstereignis in Form des Bauchaortenaneurysmas am 6.6.06 stattgefunden, die drei Sechsen seien das Erkennungssymbol des Teufels. Anmerkung des Autors: Bei der Schilderung dieser Geschichte wirkt die Patient völlig geordnet, keineswegs paranoid oder gar psychotisch.

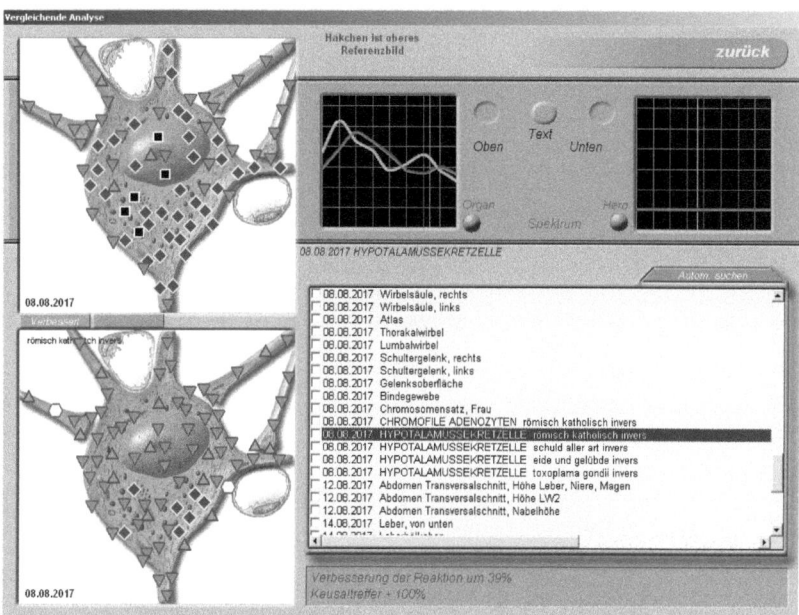

Abb. 23: Hypothalamussekretzelle, Kirche römisch-katholisch invers, Verbesserung um 39%.

Darauf werden entsprechende Tests im NLS-System auf Schuld, Eide und Gelübde durchgeführt, die in beeindruckender Weise positiv ausfallen und sich auf alle Organsysteme auswirken.

Nach Durchführung der aurachirurgischen Auflösungsprozeduren für Schuld, Eide und Gelübde zeigt sich die Patientin sehr erleichtert. Und auch die Befunde sind nicht mehr annähernd in der vorherigen Schwere vorhanden. Das Bild scheint wie verwandelt. Die Patientin wird im Bereich ihres Bauchbruches aurachirurgisch versorgt, indem die Wunde energetisch geklippt und mit einem roten Laser verschweißt wird. Dabei wird die Behandlung nicht am Anatomieatlas, sondern direkt in der Aura der Patientin im Bereich Ihres Bauches links durchgeführt. Es entwickelt sich dabei eine gute Resonanz, so dass die Therapie erfolgreich ist. Der energetische Erfolg dieser Behandlung zeigt sich unmittelbar in der Nachmessung des Bauchbruches im NLS-System.

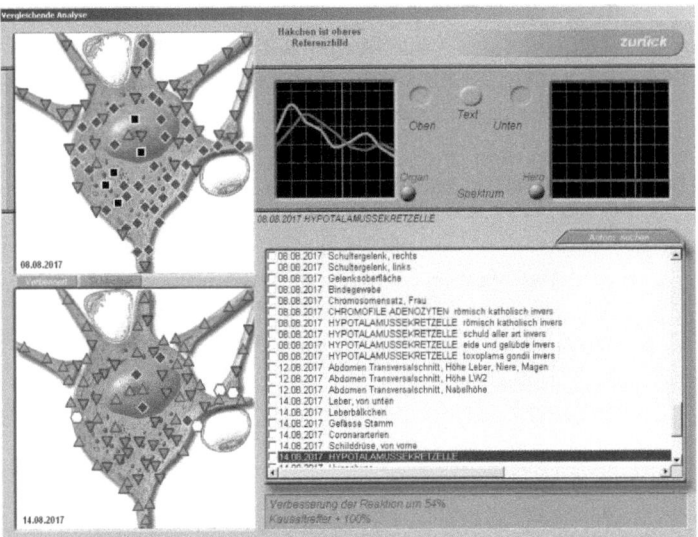

Abb. 24: *Hypothalamussekretzelle, posttherapeutische Verbesserung um 54%.*

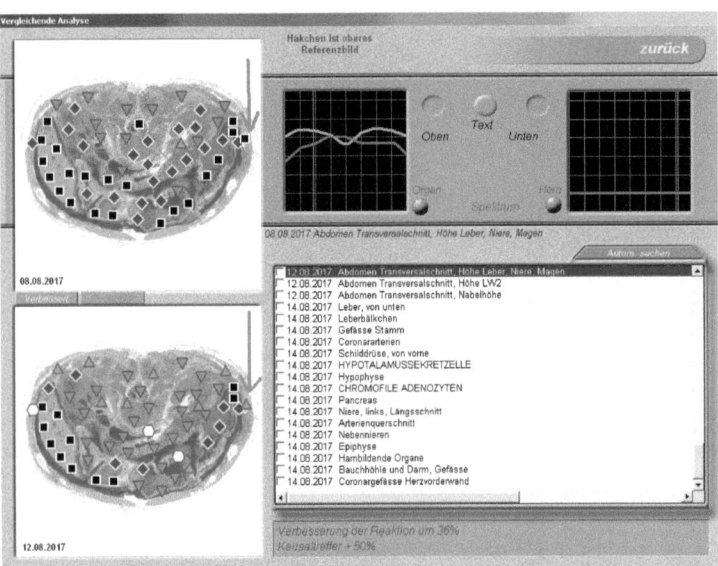

Abb. 25: *Abdomen Transversalschnitt in Höhe des Magens, zu erkennen ist der Wechsel der Markierung in Höhe der linken Flanke von Stufe 6 zu Stufe 3. Die Markierung zeigt die energetische Situation des Bauchbruchs vor und nach der aurachirurgischen Behandlung, Verbesserung um 36%.*

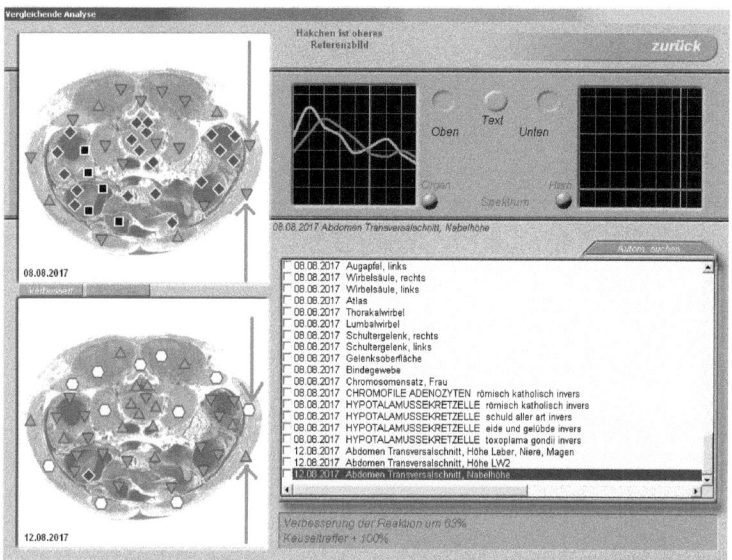

Abb. 26: *Abdomen Transversalschnitt in Höhe des Nabels, zu erkennen ist der Wechsel der Markierung in Höhe der linken Flanke von Stufe 4 zu Stufe 2 bzw. von Stufe 4 zu Stufe 3. Die Markierung zeigt die energetische Situation des Bauchbruchs vor und nach der aurachirurgischen Behandlung, posttherapeutische Verbesserung um 63%.*

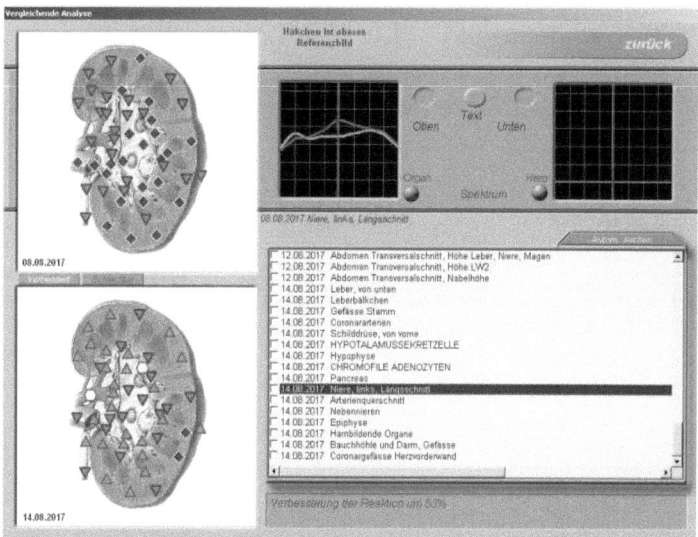

Abb. 27: *Niere, posttherapeutische Besserung um 57%.*

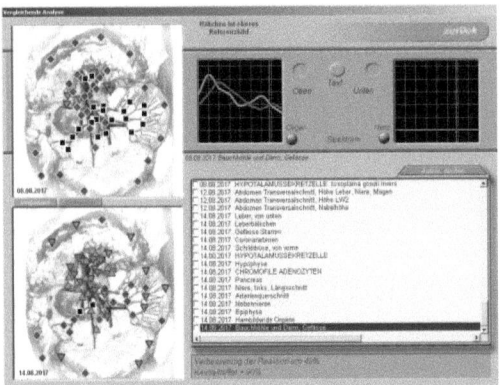

Abb. 28: Gefäße des Bauchraums, posttherapeutische Besserung um 49%.

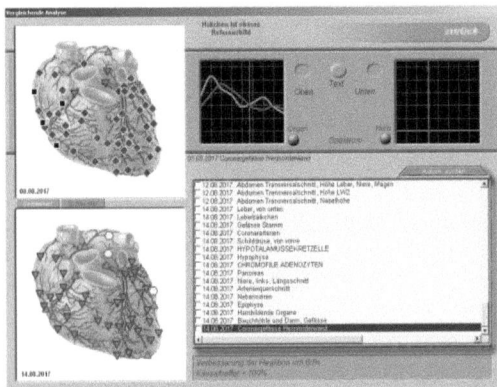

Abb. 29: Herzkranzgefäße, posttherapeutische Besserung um 60%.

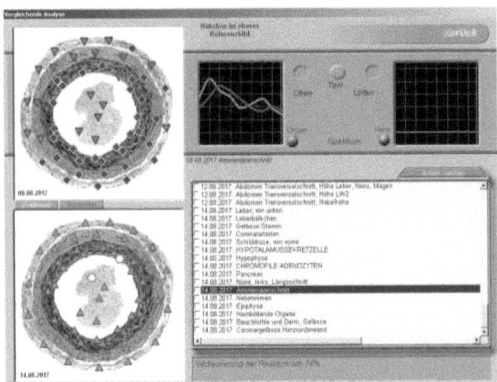

Abb. 30: Querschnitt Arterie, posttherapeutische Besserung um 74%.

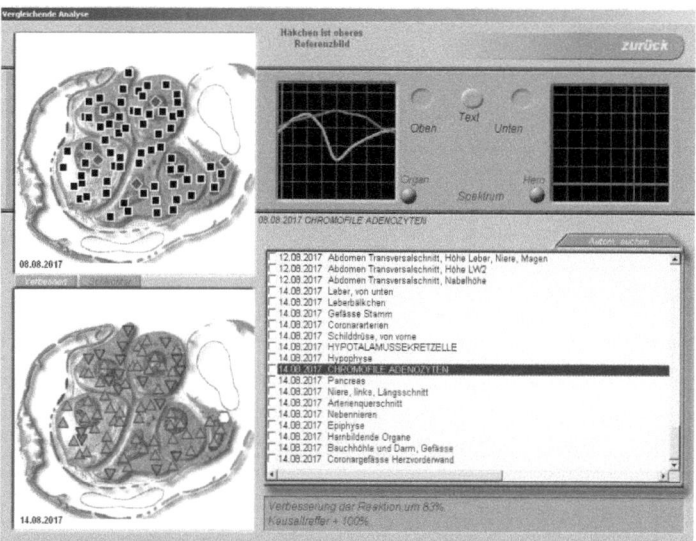

Abb. 31: Chromophile Adenozyten, posttherapeutische Besserung um 83%.

Bewertung: Sowohl die Schilderungen der Patientin als auch die erhobenen Befunde vor und nach der aurachirurgischen Operation im Bereich des Bauchbruchs und der karmischen Auflösungsprozedur sind im höchsten Maß bemerkenswert. Beeindruckend ist, dass die energetischen Belastungen sich nicht nur im Bereich der Gefäße finden, die klinisch und anamnestisch im Vordergrund stehen, sondern über sämtliche Organsysteme verteilt sind. Ganz offensichtlich hatte der Pfarrer dem Kind eine schwere Bürde auferlegt, die letztlich zu diesen massiven Erkrankungen führte. Nach Durchführung der Auflösungsprozedur fühlt sich die Patientin sehr erleichtert und beginnt zu weinen. Sei meint: „Es hat jetzt 56 Jahre gedauert, bis sich mein Verdacht schließlich bestätigt hat, aber intuitiv habe ich es immer gewusst." Die Beschreibung der Patientin, bei ihr würden die Gefäße platzen, sobald man im Rahmen einer Blutentnahme hinein stechen würde, lässt differentialdiagnostisch an das karmische Muster der medizinischen Versuche denken. Entsprechende Muster in der Aura finden sich tatsächlich in Form zahlreicher Kanülen im Bereich der Ellenbogen und auf beiden Handrücken, die durch den Arzt entfernt werden. Als Hintergrund für den seinerzeit aufgetretenen Bauchbruch im Rahmen der sekundären Wundheilung nach Nephrektomie (operative Entfernung der Niere) findet sich das karmische Muster der Schwarzen Magie mit einer Resonanz im Bauchraum, der entsprechend von Säckchen mit rostigen Nägeln herrührt. Auch dieses Muster wird erfolgreich aufgelöst bzw. die entsprechende virtuelle Operation im Bauchraum durchgeführt.

Impotenz

Anamnese: Bei Markus, heute 34 Jahre alt, war bei der Geburt kein Penis zu sehen. Er war wie in einer Hautfalte versteckt. Urologen in Deutschland sahen da keine Möglichkeit der Behandlung, erst eine OP in den USA verschaffte Abhilfe. Es sind allerdings heute zuwenig Spermien vorhanden.

Aurachirurgie: In der NLS finden sich zahlreiche dunkle (Stufe 5) und schwarze (Stufe 6) Rauten bzw. Quadrate, die auf eine schwere Belastung im Bereich des Urogenitaltrakts hindeuten.

Bewertung: Als erstes erfolgt die Prüfung der karmischen Kastration im Vorleben, was einen eindeutigen Befund im Sinne einer entsprechenden Verbesserung ergibt. Durch Annähen der Gonaden durch Aurachirurgie ergibt sich anschließend eine deutliche Verbesserung des NLS-Bildes.

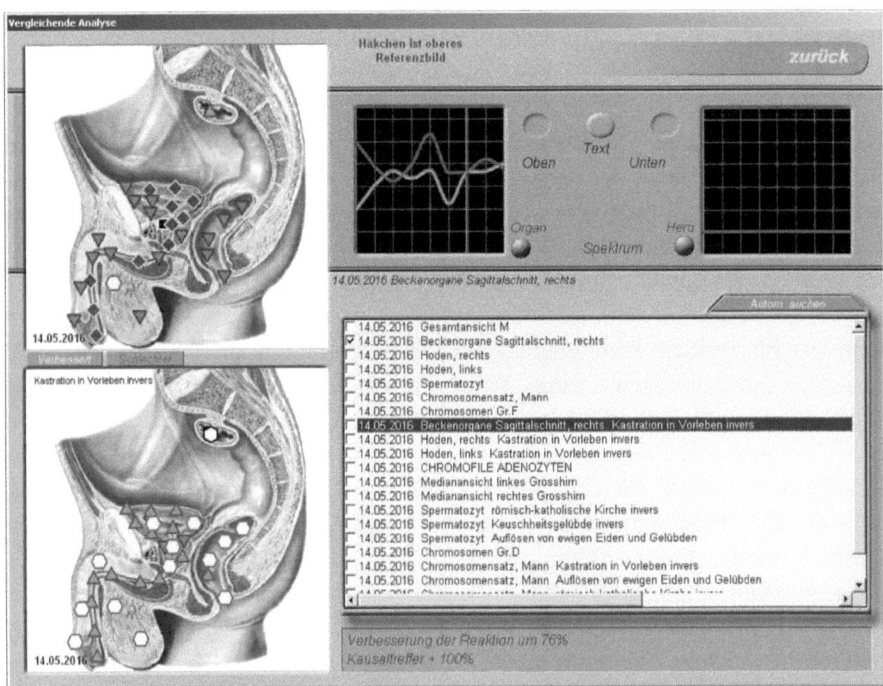

Abb. 32: Beckenorgane Sagittalschnitt rechts, Kastration im Vorleben invers, Verbesserung um 76%.

Leitsymptome

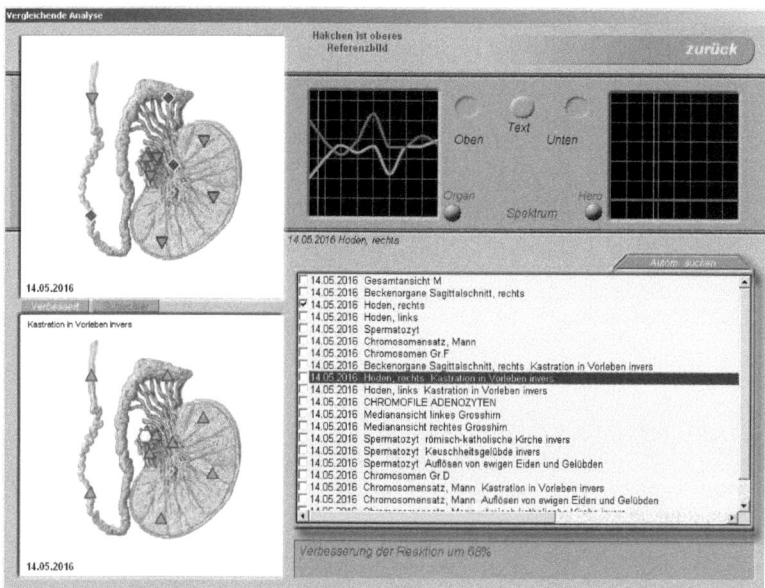

Abb. 33: *Hoden rechts, Kastration im Vorleben invers, Verbesserung um 68%.*

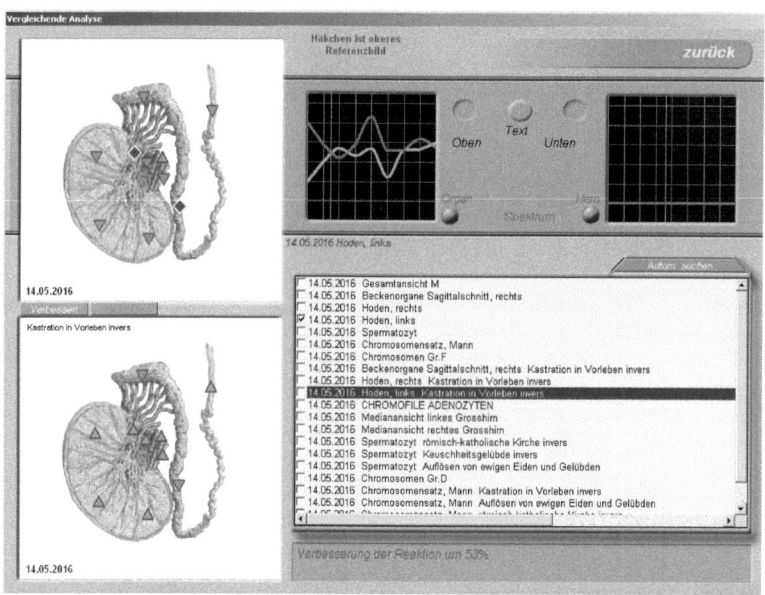

Abb. 34: *Mediansicht rechtes Großhirn, Eingabe von „Schuld aller Art invers", Verbesserung um 22%.*

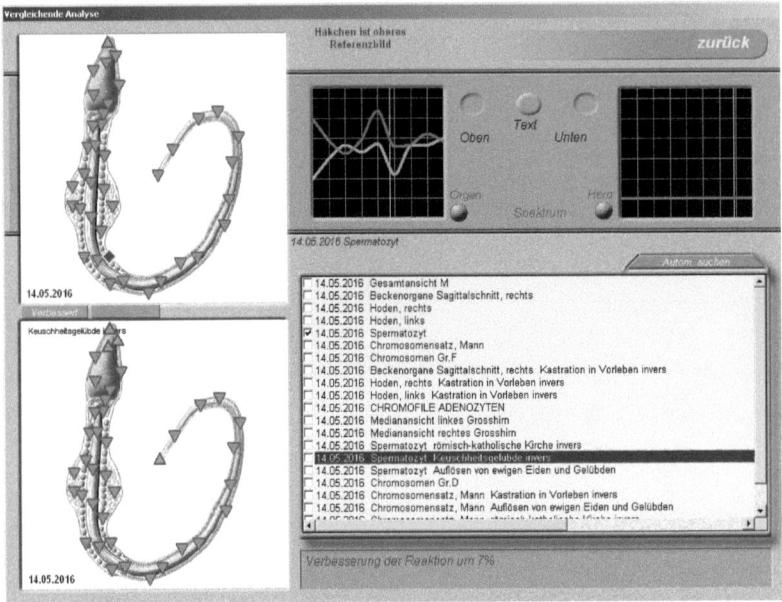

Abb. 35: Spermatozyt, Keuschheitsgelübde invers, Verbesserung um 7%.

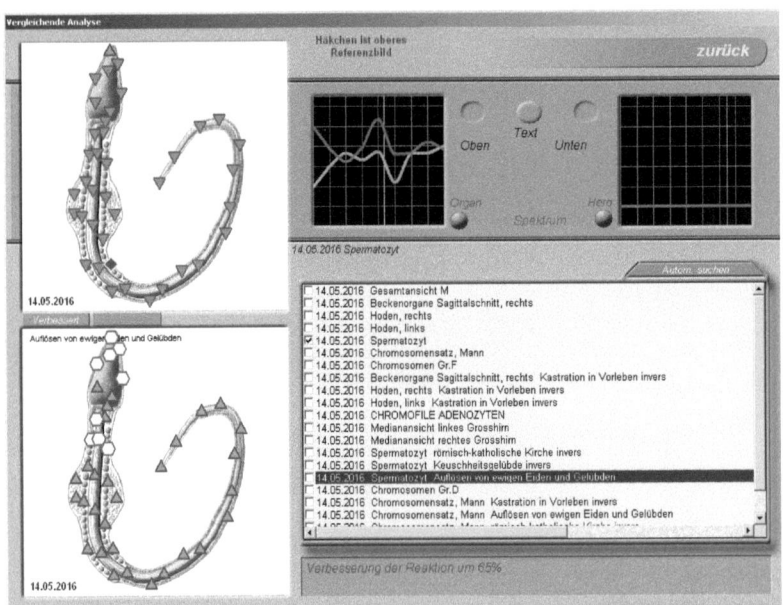

Abb. 36: Spermatozyt, Auflösen von ewigen Eiden und Gelübden, Verbesserung um 65%.

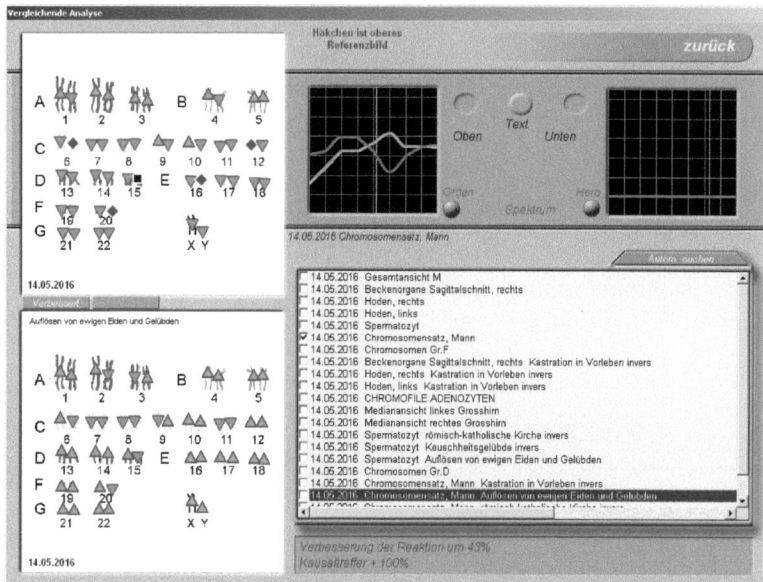

Abb. 37: Chromosomensatz Mann, Auflösen von ewigen Eiden und Gelübden, Verbesserung um 43%.

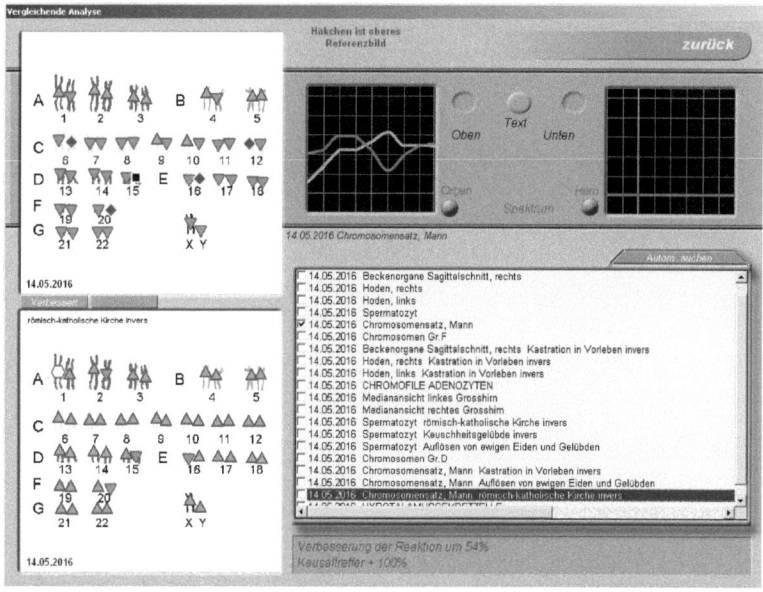

Abb. 38: Chromosomensatz Mann, römisch-katholische Kirche invers, Verbesserung um 54%.

Übergewicht

Anamnese: Eine 34-jährige Patientin kommt in die Praxis wegen ihrer Wirbelsäulenprobleme. Bereits vor 3 Jahren sei sie wegen eines Bandscheibenvorfalls an der Wirbelsäule operiert worden. Aktuell wiege sie 140 kg bei einer Größe von 165 cm, sie habe auch schon 150 kg gewogen, und es falle ihr sehr schwer, Gewicht abzunehmen. Ein großes Problem sei bei ihr der Jojo-Effekt, der dazu führt, dass sie das mühsam abgenommene Gewicht immer gleich wieder zunehme. Sie habe sich bereits einmal auf 110 kg heruntergehungert, aber der Effekt habe leider nicht lange angehalten.

Aurachirurgie: Bei der Patientin finden sich zahlreiche karmische Muster, die der Reihe nach erfolgreich aufgelöst werden. Ein deutliches Sklavenjoch, das auf die Schultern und auf die Stimmung drückt. Dazu noch eine erhebliche Schwarze Magie in allen Bereich incl. einer Resonanz im Bauchbereich (eingenähte Säckchen mit Unrat) sowie im Urogenitalbereich (Details siehe Lehrbuch der Aurachirurgie). Befragt nach Wundheilungsstörungen, intra- und postoperativen Komplikationen berichtet die Patienten, dass die Operation an der Bandscheibe vor 3 Jahren nicht komplikationsfrei verlaufen sei, denn sie habe während der Operation einen Herzstillstand erlitten. Solche Komplikationen finden sich typischerweise im Rahmen der Schwarzen Magie. Alle Muster werden fachgerecht aufgelöst.

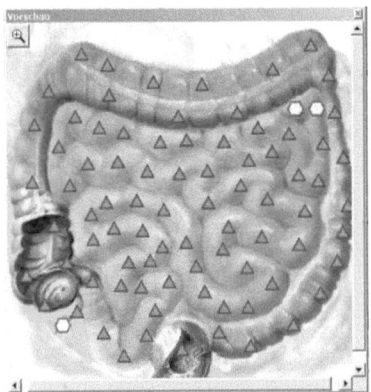

Abb. 39: Häufig findet sich eine reguläre energetische Darmsituation ohne Befall mit Candida albicans. Es handelt sich um eine 35-jährige Patientin, bei der es im Rahmen des Jojo-Effekts immer wieder zu erheblichen Gewichtsschwankungen kommt. In der Prüfung der karmischen Muster findet sich eine ausgeprägte Schwarze Magie, die für den Jojo-Effekt im Sinne einer wiederkehrenden existentiellen Bedrohung verantwortlich sein dürfte.

Leitsymptome

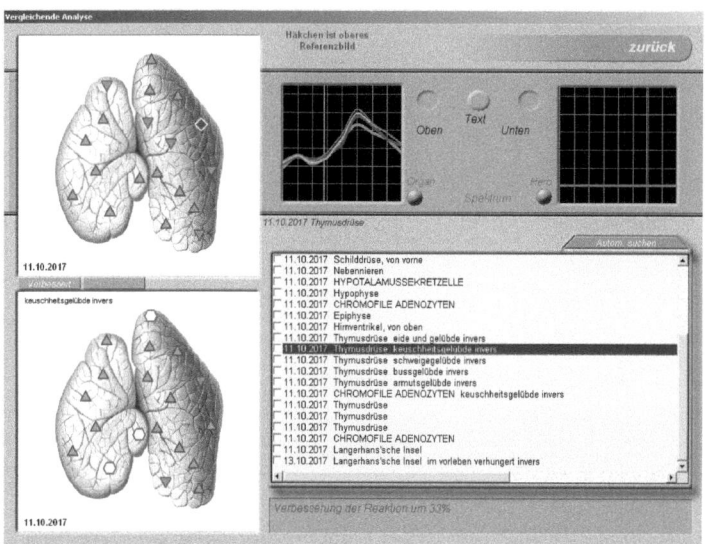

Abb. 40: *Ein Keuschheitsgelübde mit Manifestation in der Thymusdrüse sorgt dafür, dass die Patientin sich unansehnlich macht und für mögliche Sexualpartner unattraktiv bleibt. Bei Invertierung zeigt sich eine Verbesserung des energetischen Befundes um 33%.*

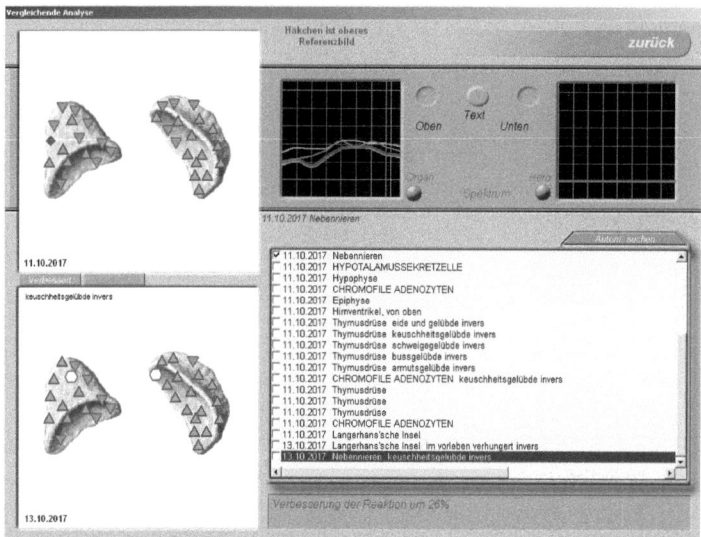

Abb. 41: *Das Keuschheitsgelübde findet sich ebenso im Bereich der Nebennieren, hier energetische Verbesserung um 26% bei Invertierung.*

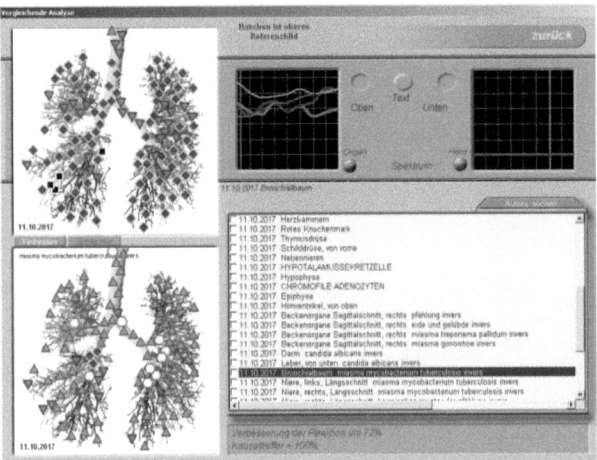

Abb. 42: Schwere energetische Belastung im Bronchialbaum, bei Invertierung des Miasmas von Mycobacterium tuberculosis kommt es zu einer Verbesserung des Befundes um 72%. Die Patientin hatte bislang keine bronchialen Beschwerden oder gar ein Asthma bronchiale. Die bronchiale Belastung mit Mycobacterium tuberculosis ist typisch bei Übergewicht und deutet darauf hin, dass die Patientin in einem Vorleben an Auszehrung verstorben ist, was in der aktuellen Inkarnation durch das Übergewicht überkompensiert wird.

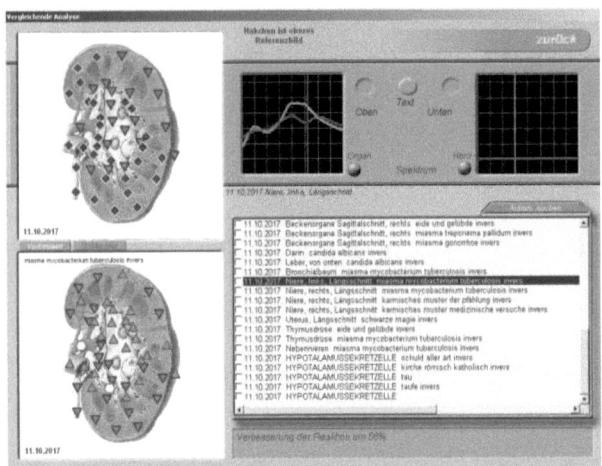

Abb. 43: Die energetische Belastung mit dem Miasma von Mycobacterium tuberculosis zeigt sich ebenso in den Nieren, entsprechend der für Tuberkulose bekannten Organotropie. Seit Jahren bestehen bei der Patientin leicht erhöhte Nierenwerte. Bei Invertierung Verbesserung um 56%.

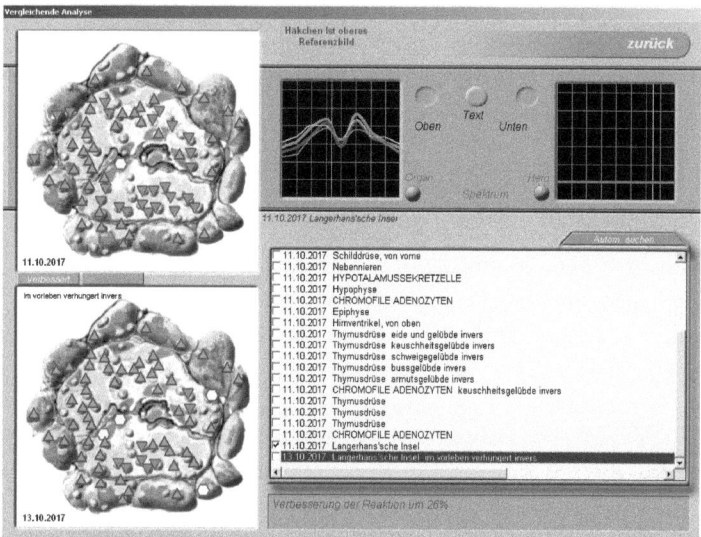

Abb. 44: *Langerhans'sche Inselzellen als Produktionsort von Insulin zeigt eine leichte energetische Schwäche, bei Invertierung mit „Im Vorleben verhungert invers" kommt es zu einer Verbesserung des Befundes um 26%. Diese Konstellation findet sich bei übergewichtigen Patienten in vielen Fällen.*

- Das Magenband wird bei extremem Übergewicht (BMI über 40 kg/m²) eingesetzt, wenn alle anderen Ansätze erfolglos geblieben sind. Der Erfolg dieser drastischen Methode ist recht gut. Die Gewichtsabnahmen sind beachtlich.
- Miasma der Tbc kinesiologisch testen und bei Vorhandensein mit Formel antagonisieren (Miasma Mycobacterium tuberculosis homöopathisch ausleiten, Verhungern*(-1) in Wasser einrühren und trinken).
- Behandlung von evtl. vorhandenen karmischen Mustern wie
  - ☐ Sklavenjoch
  - ☐ Schwarze Magie
  - ☐ Eide und Gelübde, inbesondere Keuschheitsgelübde
  - ☐ Schuldthemen
  - ☐ Sabotagesysteme
  - ☐ Medizinische Versuche, v.a. Nasentamponaden und Trachealsonden bei Schlafapnoesyndrom und starkem Schnarchen

Bewertung: Es ist bemerkenswert, dass nach dem Herzstillstand während der Bandscheibenoperation vor drei Jahren nun eine Magenverkleinerungsoperation geplant ist. Entweder ist dem Anästhesisten diese Information nicht bekannt, oder man geht das Risiko bewusst sein.

Grundsätzlich lässt sich konstatieren, dass übergewichtige Frauen oder Frauen, die sich mühsam herunterhungern und immer wieder mit Gewichtsproblemen zu kämpfen haben, in sehr vielen Fällen das Miasma der Tuberkulose auf den Bronchien tragen. Behandelt man diese miasmatische Belastung, die nicht infektiöser, sondern typischerweise vererbt informatorischer Genese ist, so bessert sich auch die Gewichtssituation für die Patienten. Beeindruckend ist immer wieder die Nachweisbarkeit der Abfrage „Im Vorleben verhungert invers" in der NLS-Analyse, was den Pathomechanismus erklärt: Die Patienten sind in einem früheren Leben an der für die Tuberkulose typischen Auszehrung zugrunde gegangen und überkompensieren diese nun in der aktuellen Inkarnation. Diese für jeden Schulmediziner abenteuerlich wirkende Interpretation steht hier zunächst im Raum, wird aber durch die Befunde bei übergewichtigen Patienten in der NLS-Analyse und auch in der klinischen Beobachtung immer wieder bestätigt.

Die Auflösung der karmischen Muster, insbesondere der Schwarzen Magie, wird von der Patientin als sehr erleichternd empfunden. Auch ist sie glücklich, dass sie wieder eine Perspektive vor sich hat, um aus ihrem Lebensdilemma herauszufinden.

Das Therapieziel besteht zunächst in einer realen Gewichtsreduktion von bis zu 15 kg und mehr, was im vorliegenden Fall tatsächlich gelingt. Energetisch betrachtet lässt sich das Übergewicht auch als Scheinschwangerschaft oder als Abort interpretieren, entsprechend der Formulierung „Er geht schwanger mit". Dieses energetische Phänomen findet sich entsprechend auch bei Männern. Durch die aurachirurgische Intervention kommt es zu einer Umprogrammierung und damit zu einer realen Gewichtsreduktion, die nicht nur auf Wasserverlust basiert und immer wieder einen entsprechenden Jo-Jo-Effekt nach sich zieht.

Darmfistel

Anamnese: 58-jähriger Patient stellt sich vor wegen Rückenschmerzen, die seit mehreren Jahren bestehen. Mehrfach habe es auch schon ins rechte Bein ausgestrahlt. Gegenwärtig sei die Symptomatik nicht so stark ausgeprägt, die letzte Schmerzattacke habe er vor etwa 2 Wochen gehabt. Allerdings verspüre er immer einen leichten Schmerz im Rücken.

Aurachirurgie: Adipöser Patient, freundlich zugewandt, guter Allgemeinzustand. Der Patient präsentiert bei der aurachirurgischen Prüfung ein Sklavenjoch, das erfolgreich entfernt wird. Des weiteren findet sich das karmische Muster der missglückten Flucht nach rechts, passend zur klinischen Symptomatik der rechtsbetonten Ausstrahlung der Rückschmerzen ins Bein. Das Muster wird aurachirurgisch aufgelöst und eine energetische Strickleiter in die Wirbelsäule installiert, woraufhin der Patient keine Rückenschmerzen mehr angibt und eine bessere Beweglichkeit präsentiert. Stark imponiert das karmische Muster der Schwarzen Magie, das der Patient in allen Bereichen trägt. Insbesondere bei der Prüfung des Bauchraums mit dem Magneten zeigt sich eine deutliche Resonanz.

Der Patient wird im Folgenden über die Hintergründe der Schwarzen Magie und die damit typischerweise verbundenen Symptome aufgeklärt (siehe Erläuterung im Lehrbuch der Aurachirurgie). Daraufhin berichtet der Patient, dass er vor 15 Jahren spontan eine Darmfistel entwickelt habe, mit Kotaustritt über die Haut, ohne dass dafür eine schlüssige Erklärung gefunden werden konnte. Man habe damals eine Darmspiegelung durchgeführt, aber keinen Anhalt für eine chronische Darmentzündung gefunden. Die Fistel sei operiert worden, der postoperative Verlauft war kompliziert, mit mehrfachen Entzündungen und Wundheilungsstörungen. Diese Schilderung passt gut zu der Thematik der Schwarzen Magie und der deutlichen Resonanz bei Prüfung des Bauchraums mit dem Magneten. Das karmische Muster der Schwarzen Magie wird anschließend erfolgreich aufgelöst.

Im Rahmen der routinemäßig durchgeführten NLS-Analyse zeigt sich eine überraschend schwere energetische Belastung im roten Knochenmark. Bei Invertierung des Miasma von Treponema pallidum, dem Erreger der Syphilis, zeigt sich eine deutliche Verbesserung des Befundes um 52%. Ganz offensichtlich hat der Patient von einem Vorfahren die Information der Syphilis vererbt bekommen, ohne selbst je eine Syphilisinfektion erlitten zu haben. Auf diesen Befund angesprochen, stutzt der Patient, besonders als er über die Bedeutung dieser Befundes aufgeklärt wird: Das Muster des Miasmas von Treponema pallidum wirkt im Organismus wie ein Selbstzerstörungsprogramm (siehe Erläuterung im Lehrbuch der Aurachirurgie) und führt nicht selten zu schweren Erkrankungen, Depressionen bis hin zu Suiziden.

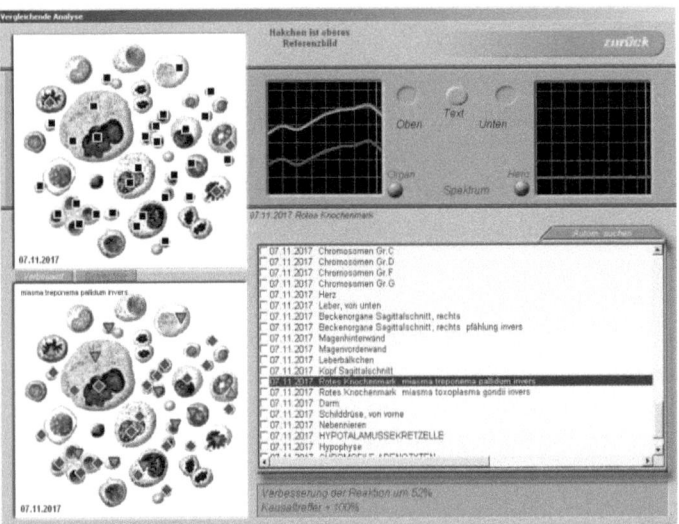

Abb. 45: Ansicht des roten Knochenmarks mit einer schweren energetischen Belastung, bei Invertierung von Treponema pallidum ergibt sich eine Verbesserung des Befundes um 52%.

Als der Patient dies hört, meint er nur lapidar, bei ihm seien es im Lauf der letzten 20 Jahre insgesamt drei missglückte Suizidversuche gewesen, die er unternommen habe. Aktuell sei er seit Jahren psychisch stabil, habe aber jahrelang hoch dosiert Psychopharmaka eingenommen und sei viele Male stationär in verschiedenen psychiatrischen Kliniken untergebracht gewesen. Der Patient erhält daraufhin homöopathische Globuli mit der invertierten Information des Treponema pallidum, um das Muster auf dem roten Knochenmark entsprechend zu löschen. Drei Wochen nach Behandlung erfolgt eine Probemessung mit dem NLS, was eine entsprechende Befundverbesserung aufweist.

Bewertung: Als Therapeut staunt man nicht schlecht, wenn der Patient, der zunächst völlig unbelastet wirkt, mit solchen Informationen aufwartet. Insbesondere wird klar, dass angesichts des zunächst unbeschwerten Gesamteindrucks des Patienten ohne die Darstellung in der NLS-Analyse ein entsprechender Verdacht nicht aufgekommen wäre. Dies hätte schließlich dazu geführt, dass keine entsprechende Ausleitungstherapie gegen das Treponema pallidum erfolgt wäre bzw. dass die informatorische Belastung weiter bestanden hätte.

Leistungsschwäche

Anamnese: Es handelt sich um einen 64-jährigen Mann, schlank, der seit 20 Jahren unter einer Cardiomyopathie unklarer Genese leidet. Er habe ein Martyrium von Klinikaufenthalten und Arztkontakten hinter sich, man habe unendlich viele Untersuchungen durchgeführt, allerdings nie irgendetwas Konkretes gefunden. Schließlich habe man sich auf Grund seiner Herzschwäche mit eingeschränkter Leistungsfähigkeit auf eine Cardiomyopathie diagnostisch geeinigt. Wenn er heute zu seinem Hausarzt gehe, schicke der ihn gleich wieder weiter, mit den Worten, dass er ihm ohnehin nicht helfen könne. Eine Infektionserkrankung im Sinne eines grippalen Infekts als möglicher Auslöser der Cardiomyopathie ist anamnestisch nicht bekannt. Keine entsprechende Familienanamnese.

Der Patient bringt zum Termin eine ganze Mappe mit Arztberichten und Untersuchungsdokumentationen. Insgesamt wurden drei Herzkatheteruntersuchungen durchgeführt, allesamt ohne pathologischen Befund. Auch hat er keine Risikofaktoren für ein vaskuläres Leiden, keine Hypertonie, keine Hyperlipidämie bzw. Hypercholesterinämie, der Patient ist schlank und äußerlich in einem guten Allgemeinzustand. Seit Jahren habe er Probleme mit den Nasennebenhöhlen. Er berichtet über eine vor Jahren stattgefundene Borreliose, die aber abgeklungen sei, jedenfalls habe er keine Antikörper mehr, die für eine akute Infektion sprächen.

Man habe auch schon die Verdachtsdiagnose eines Chronic Fatigue Syndroms[4] gestellt. Wegen seiner Muskelschmerzen habe er längere Zeit L-Dopa verordnet bekommen, weil man davon ausgegangen war, dass es sich um eine Art von Muskelsteifigkeit handelt wie bei einem Parkinson-Syndrom. Allerdings habe ihm die Medikation nichts gebracht, die Schmerzen in den Muskeln seien bestehen geblieben, von dem L-Dopa habe er erhebliche Nebenwirkungen verspürt mit Übelkeit, Erbrechen und Gleichgewichtsstörungen. Dabei habe er nie eine Muskelsteifigkeit gehabt, sondern nur Schmerzen, was er auch gegenüber den behandelnden Ärzten immer wieder geäußert hatte. Daraufhin habe man das L-Dopa-Präparat wieder abgesetzt. Jahrelang habe er Massagen und physiotherapeutische Behandlungen erhalten, was jedoch alles ohne Erfolg geblieben

---

[4] Das Chronische Erschöpfungssyndrom, kurz CFS, ist ein häufig nicht scharf definiertes Krankheitsbild, dessen Leitsymptom eine lähmende geistige und körperliche Erschöpfung bzw. Erschöpfbarkeit ist. Leitsymptome sind schwerste Erschöpfungszustände, Myalgien und Kopfschmerzen. Das Krankheitsbild beinhaltet 4 Schweregrade, Grad III und IV führt oft zu Bettlägerigkeit. Die Patienten sind meist berufsunfähig, evtl. sogar an den Rollstuhl gebunden.

sei. Inzwischen sei er völlig verzweifelt und wisse nicht, wie er noch weiterleben solle.

Aurachirurgie: Der Patient fühlt sich zum Termin elend, sehr mühe und abgeschlagen, deutlicher Zungenbelag. Er berichtet über Muskelschmerzen am ganzen Körper. In der aurachirurgischen Prüfung karmischer Muster finden sich diverse Befunde, so auch der Befund der Schwarzen Magie in ausgeprägter Wiese, die allesamt nach den üblichen Standards aufgelöst werden. Die Belastung der Drüsenorgane, insbesondere der Hypothalamussekretzelle wird durch eine Auflösungsprozedur durch Urkunde und Patientenstatement behandelt. Die Belastung des Herzmuskels durch das Miasma der Borrelien wird homöopathisch erfolgreich ausgeleitet.

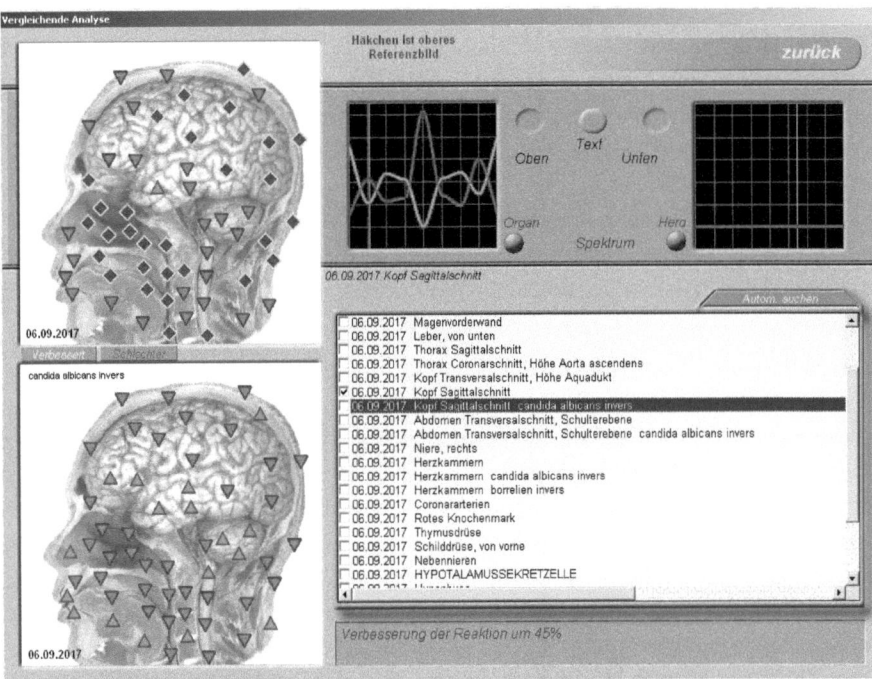

Abb. 46: Ansicht Kopf Sagittalschnitt in der NLS-Analyse mit einer Verbesserung des energetischen Befundes um 45% bei Invertierung von Candida albicans. Interessant sind die zahlreichen dunklen Markierungen im Bereich des Gehirns, was die chronische Müdigkeit des Patienten erklärt. Des weiteren finden sich zahlreiche dunkle Markierungen im Bereich der Nebenhöhlen, die die Probleme des Patienten im HNO-Bereich anzeigen. Zuletzt finden sich noch dunkle Markierungen im Mund- und Rachenraum, was die belegte Zunge erklärt, und auf eine chronische Entzündung im Bereich der Speiseröhre hindeutet.

| Leitsymptome |

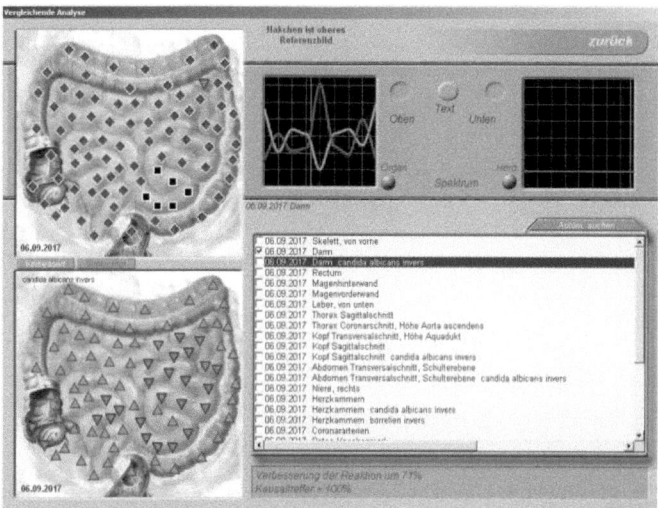

Abb. 47: Ansicht Darm mit einer schweren energetischen Belastung und einer Verbesserung des Befundes um 71% bei Invertierung von Candida albicans.

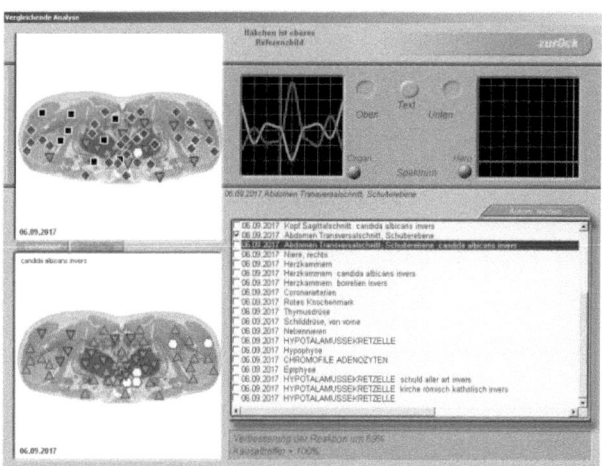

Abb. 48: Ansicht Thorax Transversalschnitt in Höhe der Schultern. Man erkennt zum einen eine schweres energetisches Defizit im Bereich der gesamten Schultergürtelmuskulatur, was die chronischen Muskelschmerzen erklärt. Zum anderen finden sich energetische Defizite im Bereich beider Schultergelenke, was zum gegenwärtigen Zeitpunkt durch den Patienten jedoch nicht bemerkt wird. Verbesserung des energetischen Befundes um 69% bei Invertierung von Candida albicans.

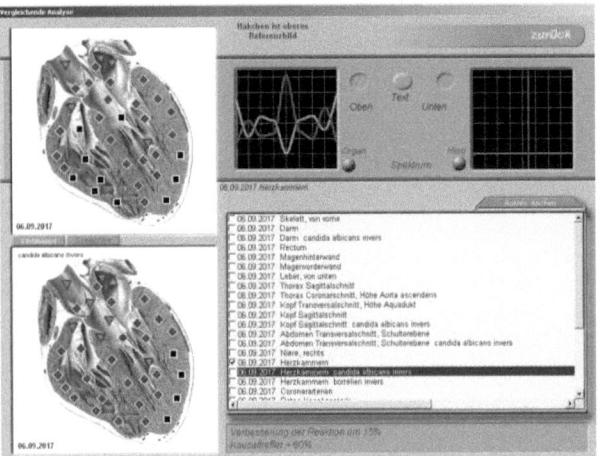

Abb. 49: Ansicht Herzkammern mit einem deutlichen energetischen Defizit im Myokard, was die vom Patienten beschriebene verringerte Leistungsfähigkeit erklärt. Passend dazu die schulmedizinisch diagnostizierte Cardiomyopathie. Verbesserung des energetischen Befundes um 15% bei Invertierung von Candida albicans.

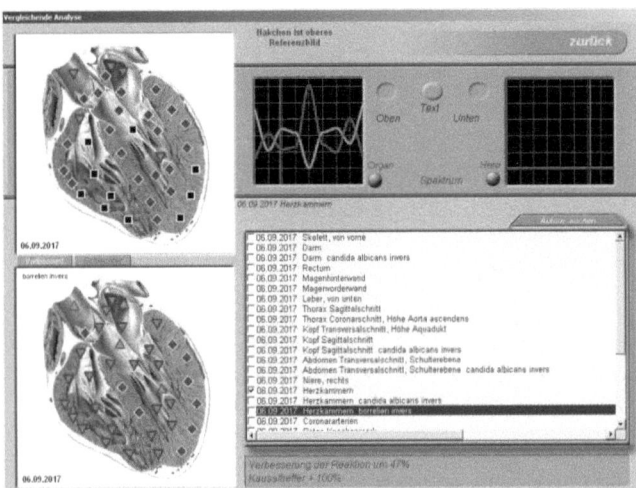

Abb. 50: Ansicht Herzkammern, Verbesserung des energetischen Befundes um 47% bei Invertierung von Borrelien. Ganz offensichtlich gibt es zwar laborchemisch keine Hinweise auf eine aktuelle Borrelieninfektion, aber das Miasma der bakteriellen Keime scheint noch vorhanden zu sein und zu einem energetischen Problem im Myokard zu führen. Hier wird eine Ausleitung empfohlen.

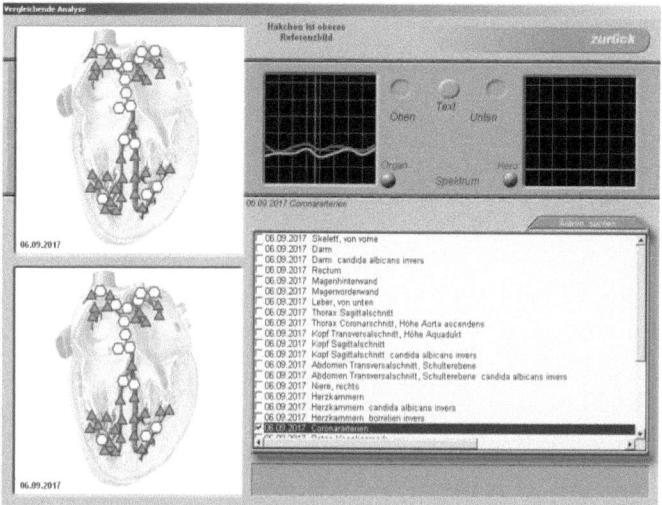

Abb. 51: *Coronararterien zeigen einen unauffälligen Befund, wie bereits vom Patienten beschrieben und in den Arztberichten dokumentiert. Bemerkenswerterweise wurden in der Vergangenheit insgesamt drei Herzkatheteruntersuchungen durchgeführt, die alle keinen pathologischen Befund ergeben hatten.*

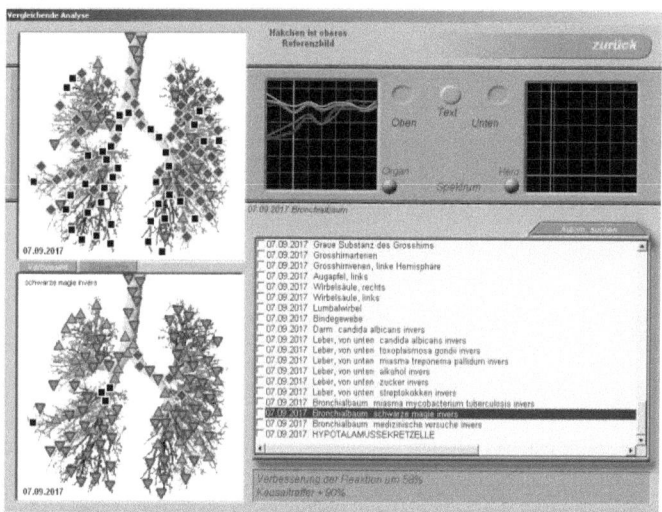

Abb. 52: *Bronchialbaum zeigt eine schwere energetische Belastung, Verbesserung des Befundes um 58% bei Invertierung des karmischen Musters der Schwarzen Magie, die sich klinisch beim Patienten in großem Umfang findet und erfolgreich aufgelöst wird.*

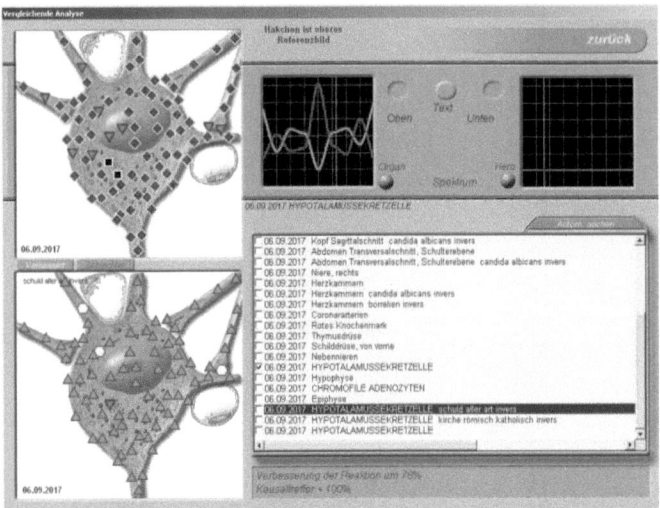

Abb. 53: Hypothalamussekretzelle mit einem deutlichen energetischen Defizit, Verbesserung des energetischen Befundes um 78% bei Invertierung von Schuld aller Art. Bei der Invertierung von Kirche römisch-katholisch ist die Differenz nicht so ausgeprägt, weshalb davon auszugehen ist, dass sich die Schuld in einem anderen Bereich findet.

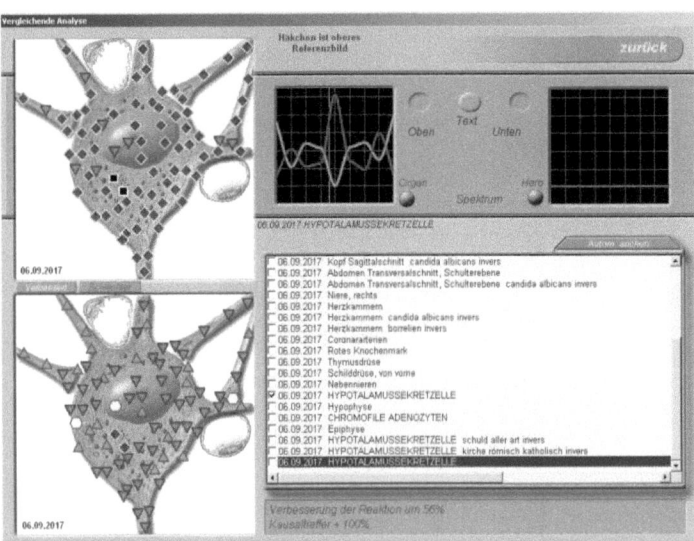

Abb. 54: Zustand der Hypothalamussekretzelle nach erfolgreich durchgeführter Auflösungsprozedur.

Bewertung: Auf Grund des Befundes ist die erste therapeutische Empfehlung, eine Darmsanierung durchzuführen. Entsprechende Darm- und Lebersanierungskonzepte auf homöopathischer Basis werden von spezialisierten Heilpraktikern angeboten. Interessanterweise wurden beim Patienten eine Gastroskopie, eine Coloskopie und eine Rektoskopie durchgeführt, allesamt mit unauffälligem Befund. Hier zeigt sich die Überlegenheit energetischer nicht-linearer Bioresonanzsysteme, die eben keine strukturellen, sondern energetische Ergebnisse liefern und damit Rückschlüsse über den Zustand des Mikrobioms im Darm und den damit verbundenen Folgeproblemen zulassen.

Leistenschmerzen

Anamnese: Es handelt sich um einen 34-jährigen Mann, der seit Jahren unter Schmerzen im Bereich der linken Leistengegend klagt. Sämtliche bislang erfolgten Untersuchungen hätten keine Auffälligkeiten ergeben, insbesondere bestünde kein Leistenbruch, den der Urologe als Verdachtsdiagnose gestellt hatte. Die Schmerzen treten täglich mehrmals als stechende Sensationen auf, was sehr unangenehm sei.

Aurachirurgie: Der Patient schildert eine Resonanz, sobald der Arzt die Hand in der Aura über der Leistengegend bewegt. Auch spürt er einen ziehenden Schmerz, sobald mit der Pinzette an einer virtuellen Sonde gezogen wird. Es findet sich das karmische Muster der medizinischen Versuche: Nasentamponaden, eine Tracheasonde sowie mehrere Kanülen im Bereich der Ellenbeugen beidseits. Dazu passend zeigt sich die Sonde in der linken Leiste, die unter Umständen von einer früher durchgeführten Herzkatheteruntersuchung herrührt. Die Sonde wird mit Hilfe der Pinzette gezogen und der Vorgang solange wiederholt, bis keine Resonanz mehr vorhanden ist.

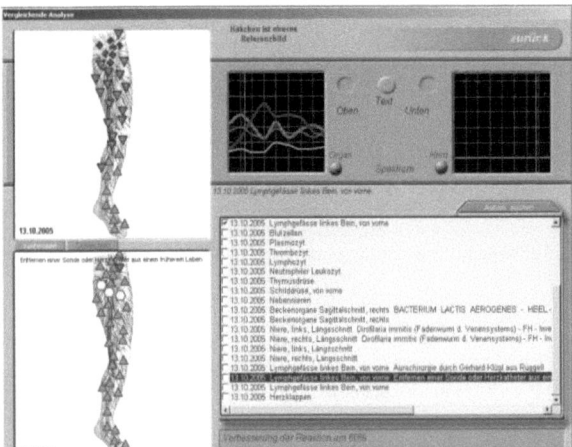

Abb. 55: Zustand nach Herzkatheteruntersuchung oder nach Einführung einer Sonde im Bereich der linken Leistengegend, Verbesserung des energetischen Befundes um 60% bei Invertierung. Der Patient klagt über laufend stechende Schmerzen, die nach aurachirurgischer Operation verschwinden.

Bewertung: Beeindruckend ist, wie deutlich die Sonde in der Leiste eine Resonanz auslöst, sobald der Arzt mit der Pinzette virtuell zu ziehen beginnt, und wie eindeutig der Patient angibt, nichts mehr zu spüren, sobald die Sonde aurachirurgisch entfernt wurde.

Muskelschwäche

Anamnese: Die 62-jährige Patientin stellt sich vor wegen einer seit Jahrzehnten bestehenden Muskelschwäche im Rahmen einer spinalen Muskelatrophie[5], die von der neurologischen Universitätsklinik diagnostiziert sei. Ihr Vater habe auch unter einer Muskelatrophie gelitten, ihr älterer Sohn ebenfalls. Das gegenwärtige Problem sei die Schwäche im linken Kniegelenk, bedingt durch die Muskelatrophie im Bereich des Oberschenkels. Immer wieder knicke sie im Kniegelenk ein, das Knie sei regelmäßig geschwollen, auch habe sie schon mehrfach Ergüsse im Knie gehabt. Ihr Ziel sei es, das Knie auf irgendeine Weise zu stabilisieren, ohne eine Schiene verwenden zu müssen, die sie fortlaufend behindere und die Muskelatrophie nur noch weiter verstärke.

Befund: Die Patientin hinkt erkennbar mit einer deutlichen Schwäche auf beiden Beinen, Steppergang. Bei der Untersuchung zeigen sich beidseits deutliche Muskelatrophien, insbesondere im Oberschenkelbereich, aber auch am Hypothenar der Hand. Dislokation in deutlicher Genu valgum Stellung, d.h. X-Beine mit nach innen knickenden Knien v.a. auf der linken Seite. Das Becken ist verdreht. Es besteht eine erkennbare Instabilität des linken Knies.

Aurachirurgie: Es findet sich an mehreren Stellen das karmische Muster der Schwarzen Magie sowie eines Sklavenjochs, was erfolgreich aufgelöst wird. Insbesondere die Entfernung der Fußfesseln wird als eine große Befreiung empfunden, die Patienten gibt, die Beine seit Jahren nicht mehr so unbeschwert und so hoch gehoben zu haben wie nach der aurachirurgischen Prozedur. Das Knie wird nach den Richtlinien der Aurachirurgie virtuell anhand einer Abbildung im Anatomieatlas stabilisiert, indem zunächst an der Vorderseite und lateral mehrere Schrauben platziert und Drähte verspannt werden. Knorpel- und Gelenkflächen werden in der Aura neu aufgebaut. Als die Patientin aufsteht, um die Stabilität des Knies auszuprobieren, gibt sie an, dass es zwar deutlich besser sei, aber sie das Knie immer noch als leicht schmerzhaft und instabil empfinde. Entsprechend wird die Behandlung fortgesetzt und auch auf der Rückseite des Knies Schrauben platziert und Drähte verspannt. Beim erneuten Gehversuch ist die Patientin höchst erstaunt und meint, so habe sich ihr Knie seit Jahren nicht mehr angefühlt, die Schmerzen seien nicht mehr vorhanden und die subjektive

---

[5] Die spinale Muskelatrophie ist eine autosomal-rezessiv vererbbare neurodegenerative Erkrankung der motorischen Vorderhornzellen und motorischen Hirnnervenkerne sowie ihrer peripheren Axone. Die Häufigkeit der Erkrankung liegt bei 1 zu 10.000 Lebendgeburten pro Jahr, die Heterozygotenfrequenz liegt bei 1 zu 50. Unterschieden werden zahlreiche Subtypen, die klinisch unterschiedlich schwere Krankheitsbilder verursachen. Wegweisend für die Diagnosestellung ist die klinische Untersuchung und die Anamnese. Gesichert wird die Diagnose durch eine molekulargenetische Analyse der SM1-Gene.

Stabilität deutlich besser. Akupunkturbehandlung der Muskeltriggerpunkte im Bereich des linken Kniegelenks an den Insertionsstellen der entsprechenden Muskeln auf der Vorder- und Rückseite, insbesondere M. quadriceps femoris, M. semitendinosus und M. semimembranosus, entsprechend der Resonanzbildung durch die Patientin. Aurachirurgische Stabilisierung der Wirbelsäule mit Anbringung einer energetischen Strickleiter am anatomischen Wirbelsäulenmodell. Bei Resonanzprüfung im Bereich der Iliosakralgelenke gibt die Patientin an, dass sie die Manipulation am anatomischen Modell beidseits spürt. Entsprechend werden auch dort Schrauben angebracht und Drähte verspannt, was die Patientin während der Behandlung gut spürt und was auch sichtbar zu einer Besserung in der Rotation des Beckens führt.

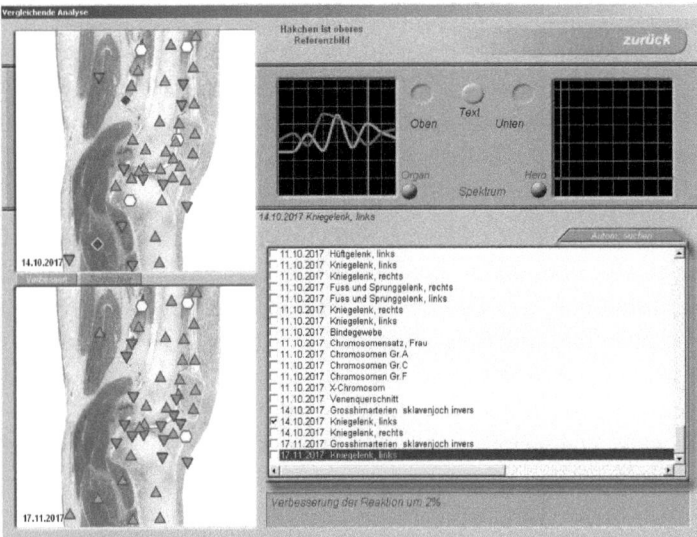

Abb. 56: Trotz deutlicher klinischer Besserung nur diskrete Verbesserung des Befundes in der NLS-Analyse um 2% nach aurachirurgischer Operation am linken Knie.

Bewertung: Beeindruckend ist, wie sehr die Stabilisierung der Rückseite des Knies eine Verbesserung bringt im Vergleich zur konventionellen Behandlung durch Schrauben, Bänder und Drähte allein im Bereich der medialen und lateralen Kniestrukturen. Dieses Erlebnis brachte den Autor dazu, künftig bei Knieoperationen immer alle Bereiche des Knies (vorne, seitlich und hinten) zu behandeln. Tatsächlich wurden die aurachirurgischen Ergebnisse in der Folge dadurch noch deutlich besser.

Hautflechte

Anamnese: Eine 57-jährige Patientin kommt in die Praxis wegen ihrer seit Jahren bestehenden Psoriasis[6]. An vielen Stellen am Körperstamm habe sie neue Effloreszenzen, die zahlen- und größenmäßig laufend zunehmen und sie sehr stören. Auch im Bereich der sichtbaren Stellen gibt es sehr störende Herde, insbesondere am Haaransatz mit deutlicher Schuppenbildung, was sich dann auf der Kleidung findet. Auch beginnen die Herde zu bluten, was sehr störend ist.

Aurachirurgie: In der aurachirurgischen Untersuchung zeigt sich das karmische Muster des Sklavenjochs sowie der Schwarzen Magie. Ausgeprägt sind die Symptome am Hals, hier beschreibt die Patientin eindrucksvoll, dass es ihr immer wieder passiere, dass sie eine innere Sprechhemmung empfinde, die sie daran hindere, Sachen zu sagen, die eigentlich gesagt werden müssten. Auch von starken Hoch- und Tiefbewegungen in ihrem Leben kann sie berichten, was ebenfalls typisch ist für die Schwarze Magie. Immer wenn man glaubt, dass es gut läuft, kommt es aus irgendeinem plötzlich zu einem Einbruch und man kann mehr oder weniger wieder von vorne beginnen. Entsprechend werden die Muster aufgelöst.

---

[6] Die Psoriasis, deutsch Schuppenflechte, ist eine chronische, schubweise verlaufende, gutartige Hauterkrankung, die mit verstärkter Schuppung der Haut einhergeht. Sie gehört zum Kreis der pustulösen und erythematosquamösen Dermatosen. Der Grund für die Entstehung der Psoriasis ist nicht vollständig geklärt. Die Krankheit tritt meist familiär gehäuft auf. Sie wird polygen bzw. multifaktoriell vererbt. Patienten mit Psoriasis leiden unter trockener Haut. Durch eine gestörte Proliferation der Epidermis entwickeln sich starke Schuppungen. Diese führen zu scharf begrenzten, erythematösen, teils juckenden Herden, die mit weißen bis silberfarbenen Schuppen überzogen sind. Meist ist bei der Psoriasis eines oder mehrere abgegrenzte Hautareale betroffen. Prädilektionsstellen sind v.a. die Streckseiten der Extremitäten (Ellenbogen, Knie), das Kreuzbein und der behaarte Kopf. Des weiteren treten im Rahmen einer Psoriasis häufig Nagelveränderungen auf. Dazu gehören: Tüpfelnägel: Stecknadelkopfgroße, napfförmige Einziehungen, Ölflecken: Umschriebene, gelbliche Verfärbungen als Folge des Durchschimmerns der Nagelbettveränderungen, Splitterblutungen: Feine, bräunliche Streifen innerhalb der Nagelmatrix), evtl. Krümelnagel: Hier ist die Nagelplatte völlig zerstört. Die Erkrankung beginnt oft im 2. Lebensjahrzehnt und wird u.a. getriggert durch folgende Exazerbationsfaktoren: Physikalische, chemische und entzündliche Hautreizungen: z.B. Verletzungen, Reibung, Sonnenbrand, Kratzen, Druck, etc., Infektionen z.B. durch Streptokokken und Staphylokokken, hormonelle Veränderungen: Menstruation, Wechseljahre, Schwangerschaft, Schilddrüsenerkrankungen, etc., bestimmte Arzneimittel (Betablocker, ACE-Hemmer, Antibiotika, NSAIDs, Chloroquin, Debrisoquin, Lithium, Mepacrin, Oxprenolol, Pindolol, Practolol, Amiodaron, uvm.), Alkoholabusus, Stress, Immunschwäche, z.B. AIDS

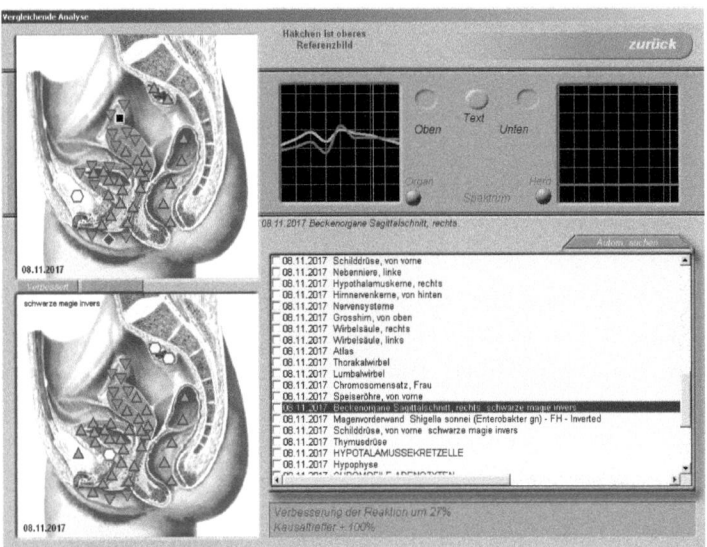

Abb. 57: *Es zeigt sich eine energetische Schwäche im Bereich des Urogenitalsystems, bedingt durch die Schwarze Magie. Bei Invertierung kommt es zu einer Verbesserung des Befundes um 27%.*

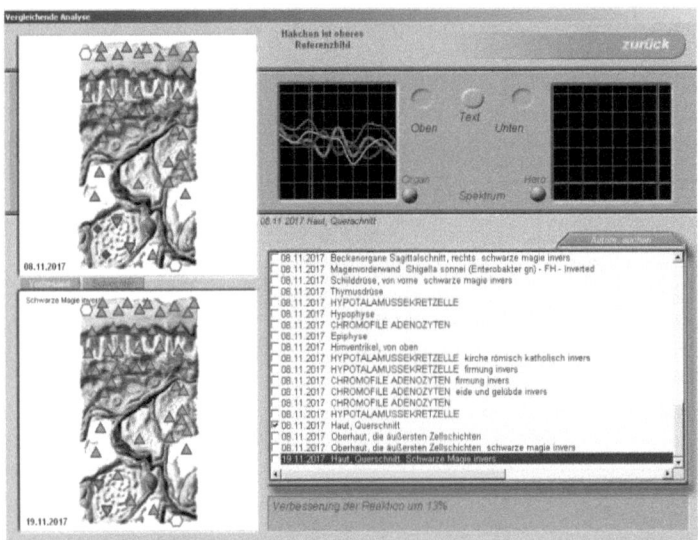

Abb. 58: *Im Bereich vom Querschnitt der Haut zeigt sich ebenfalls die Auswirkung von Schwarzer Magie im Bindegewebe, was für die Schwarze Magie eine der Prädilektionsstellen ist.*

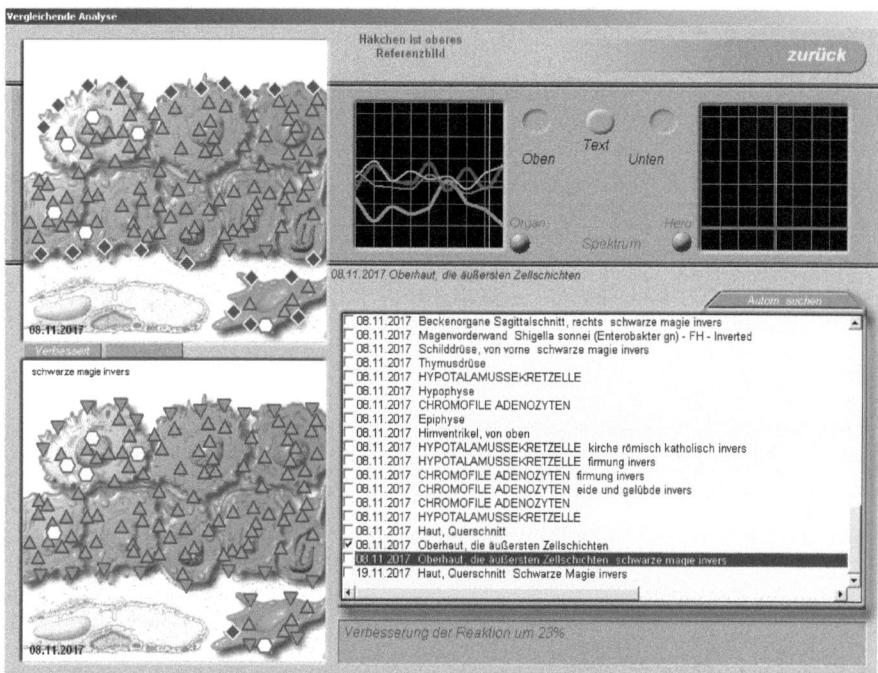

***Abb. 59**: Beeindruckend ist die Darstellung der Oberhaut in der NLS-Analyse: hier zeigen sich an den äußersten Zellschichten die für die Psoriasis so typischen Schuppenbildungen, die, und auch das erkennt man auf dem Bild, durch eine Verhornungsstörung in der Tiefe der Haut bedingt sind.*

Bewertung: Beeindruckend ist, wie deutlich sich die psoriatischen Hautveränderungen im Detail in den NLS-Analysen zeigen. Vier Monate nach dem Termin kommt die Patientin erneut in die Praxis. Die Hauteffloreszenzen hätten deutlich nachgelassen, die Herde am Stamm seien nicht mehr weiter gewachsen und hätten auch zahlenmäßig nicht mehr zugenommen. Die Herde bluten auch nicht mehr. Insbesondere im Haaransatz sind die psoriatischen Herde fast verschwunden, worüber sich die Patientin besonders erfreut zeigt. Ganz offensichtlich gibt es außerhalb der in der Schulmedizin beschriebenen Triggerfaktoren und Auslöser für Psoriasis auch feinstoffliche Aspekte, die bislang nicht ausreichend gewürdigt werden. Im vorliegenden Fall ist es das karmische Muster der Schwarzen Magie, das der Arzt mit Leichtigkeit diagnostizieren und entsprechend auch nachhaltig therapieren kann.

Herzrhythmusstörungen

Anamnese: Ein 55-jähriger Patient kommt in die Praxis wegen seiner seit 4 Monaten bestehenden Herzrhythmusstörungen. Aufgetreten sei die Symptomatik zum ersten mal, als er einen Mittagschlaf auf dem Sofa machte. Als er vom Sofa aufstand, erholte sich das Herz wieder und schlug regelmäßig. Seitdem habe er immer wieder solche Störungen erlebt, die insbesondere im Liegen auftreten. Das mache ihm erheblich Angst, er wisse gar nicht, was mit ihm los sei. Herzschmerzen oder Herzstechen habe er nie gehabt, das Herz schlage einfach in den Phasen viel zu schnell und auch unregelmäßig. Er habe sich nach dem dritten Anfall in die Nothilfe der Klinik begeben, habe sich dann bei einem Cardiologen vorgestellt, der habe gleich alle Untersuchungen veranlasst. Das EKG sei normal gewesen, wobei er eben in einer anfallsfreien Zeit untersucht wurde. Eine Herzkatheteruntersuchung habe einen unauffälligen Befund ergeben. Man habe ihn dann mit einem Betablocker aus der Klinik entlassen. Seit 1 Jahr leide er unter einem starken Blähbauch, für den er keine rechte Erklärung hat. Insbesondere nach Mahlzeiten trage er einen Bauch wie eine Kugel vor sich her. Bei einem Heilpraktiker seines Vertrauens sei er in Behandlung, der hat die Diagnose eines Roemheld-Syndroms[7] gestellt.

Aurachirurgie: In der aurachirurgischen Untersuchung zeigt sich ein deutlich übergewichtiger Mann mittleren Alters, mit tiefen Augenringen, deutlich belegter Zunge, leicht erhöhtem Blutdruck und normalem Puls. Insgesamt wirkt er mitgenommen, die Gesichtsfarbe ist fahl. Auch wirkt er sehr ängstlich. In der Exploration ergibt sich ein deutliches Sklavenjoch, das fachgerecht entfernt wird. Der Patient beschreibt über die immer wiederkehrenden Schulter-Nacken-Beschwerden, die in diesem Zusammenhang zu sehen sind. Wenn er in Öffentliche Veranstaltungen oder Konzerte gehe, sitze er grundsätzlich am Rand, und auch das Sprechen vor großen Menschenmengen bereite ihm große Mühe, inzwischen habe er sich einigermaßen daran gewöhnt.

---

[7] Als Roemheld-Syndrom bezeichnet man Beschwerden, die durch Gasansammlungen im Darm und im Magen hervorgerufen werden - meist hervorgerufen durch übermäßiges Essen, besonders von blähenden Speisen. Das Zwerchfell wird durch Gase im Gastrointestinaltrakt nach oben gedrückt und dadurch der Raum für die Thoraxorgane verkleinert. Als Ursachen für die gesteigerte Gasbildung kommen viele Möglichkeiten in Frage: Üppige Mahlzeiten, funktionelle Magen-Darm-Störungen, Gastroenteritis, Laktoseintoleranz, Fruktoseintoleranz, Alpha-Galaktose-Intoleranz, Störungen der Gallenblasenfunktion, Hiatushernie. Für all die genannten Einzelursachen liegt aber letztlich fast immer eine Störung des Mikrobioms durch fälschlischerweise angesiedelte Fremdkeime oder Pilz zu Grunde. Die Symptome können sehr unterschiedlich sein: Sinusbradykardie oder Tachykardie, Dyspnoe, Dysphagie, Angstzustände, Extrasystolen, Angina pectoris, Schwindel, Hitzewallungen, Synkope.

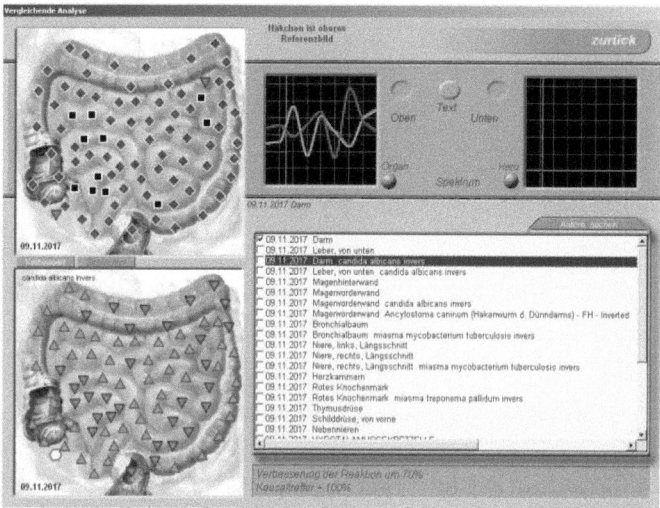

Abb. 60: *Darm: Es zeigt sich eine schwere energetische Störung, verteilt über den ganzen Dünn- und Dickdarm, verursacht durch Candida albicans, bei Invertierung ergibt sich eine Verbesserung um 70%. Der Patient gibt an, regelmäßig seit Jahren viel Süßigkeiten zu essen, das sei seine große Schwäche.*

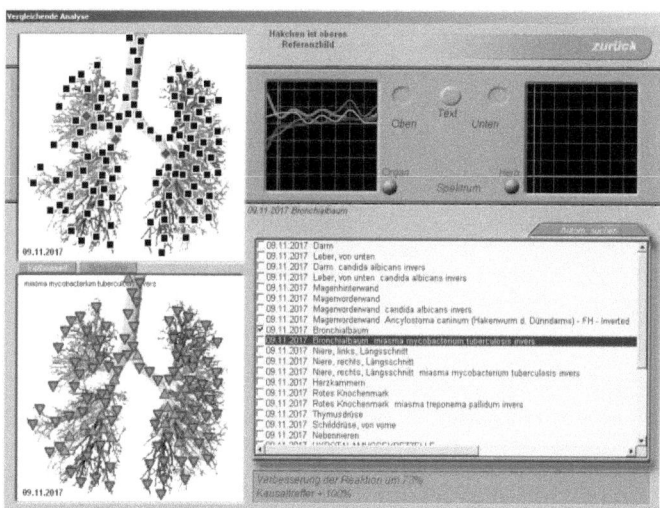

Abb. 61: *Bronchialbaum: Schwere energetische Störung, bei Invertierung von Miasma Mycobacterium tuberculosis zeigt sich eine Verbesserung von 73%.*

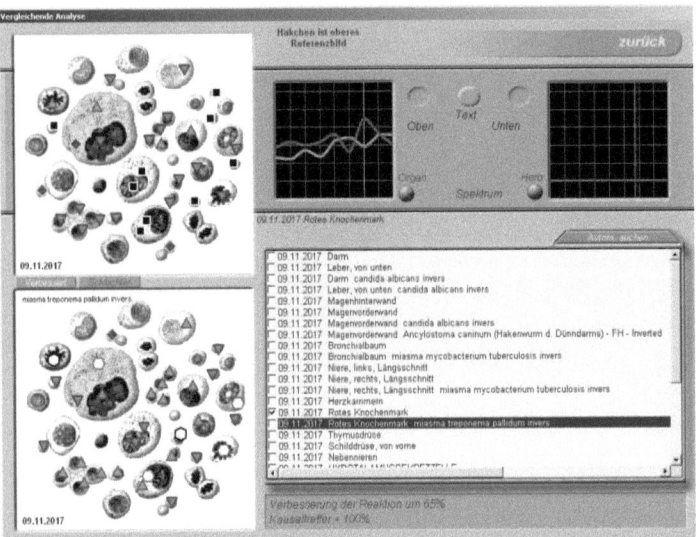

Abb. 62: *Rotes Knochenmark: Schwere energetische Störung, bei Eingabe von Miasma Treponema pallidum invers Verbesserung um 65%. Der Patient gibt an, bereits mehrere schwere Autounfälle gehabt zu haben. Eine Syphilisinfektion habe der Patient nach eigenen Angaben nicht gehabt.*

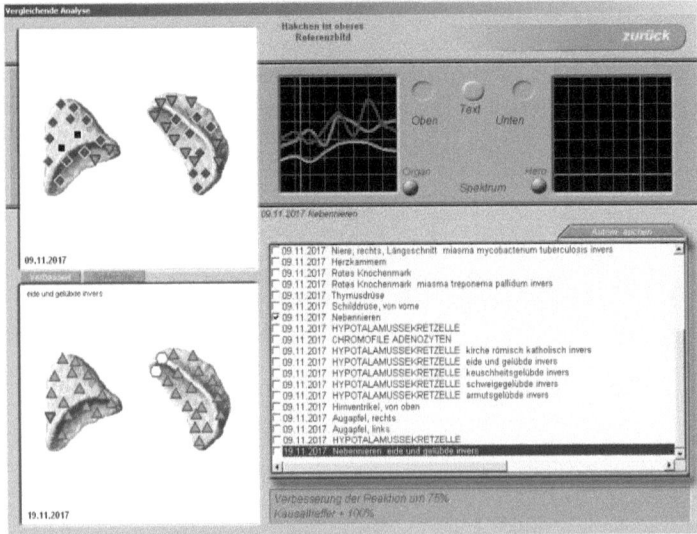

Abb. 63: *Nebennieren: Schwere energetische Störung, bei Eingabe von Eide und Gelübde invers Verbesserung um 75%.*

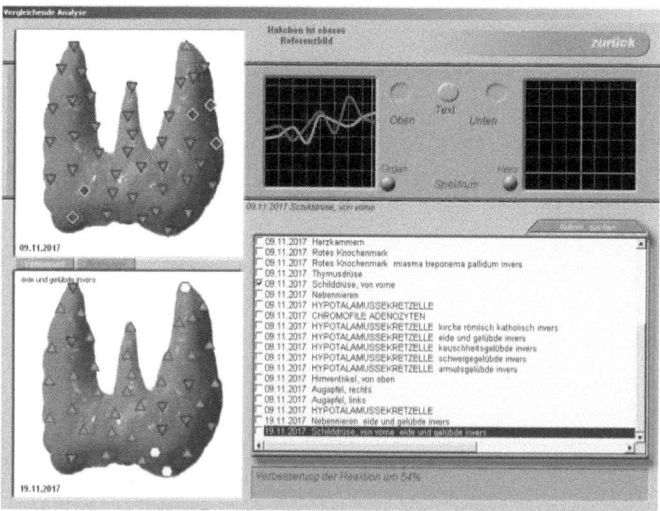

Abb. 64: Schilddrüse: Leichte energetische Störung, bei Eingabe von Eide und Gelübde invers Verbesserung um 54%.

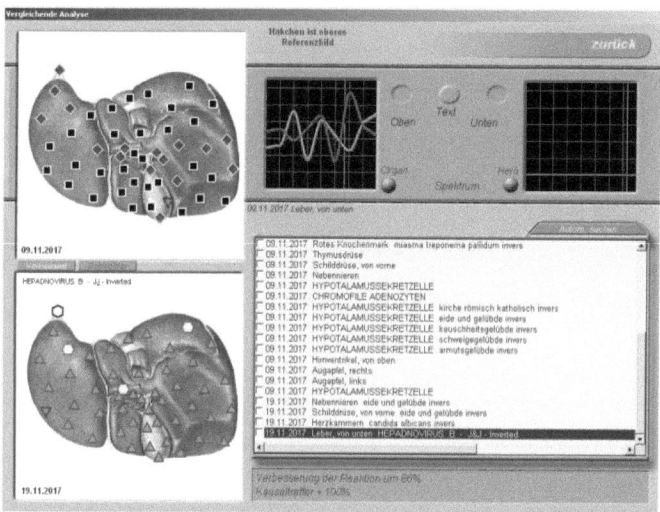

Abb. 65: Leber: Bei Invertierung von Candida albicans zeigt sich keine nennenswerte Verbesserung des energetischen Befundes, weshalb davon auszugehen ist, dass hier noch eine zusätzliche Belastung besteht. Bei Analyse von Erregern findet sich schließlich eine Belastung durch eine Information von Hepatitis B. Der Patient gibt an, diese Infektion sich vor 3 Jahren bei einem außerehelichen Abenteuer eingefangen zu haben.

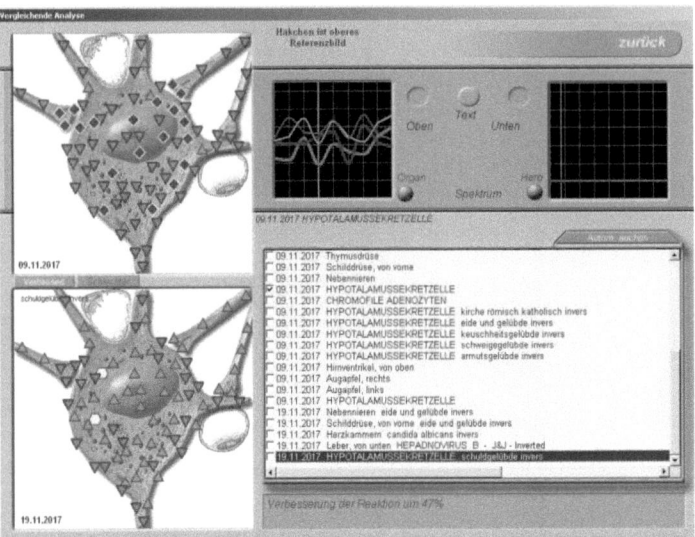

Abb. 66: *Hypothalamussekretzelle: Es zeigt sich eine erhebliche energetische Störung, die weiter klassifiziert wird. Weder liegt eine Schuld auf der Struktur noch eine Belastung durch die katholische Kirche, der Patient ist katholisch. Bei Invertierung von Eide und Gelübde findet sich auch hier eine deutliche Verbesserung. Es werden einzelne Gelübde (Armutsgelübde, Schweigegelübde, Keuschheitsgelübde) untersucht, die alle keinen Einfluss haben bis auf das Schuldgelübde, wo sich eine Verbesserung des energetischen Befundes um 47% zeigt. Ganz offensichtlich hat sich der Patient selbst nach dem außerehelichen Abenteuer mit der Hepatitis B Infektion ein Schuldgelübde auferlegt.*

Bewertung: Die Darmbelastung gilt es durch eine Darmsanierung entsprechend zu behandeln, dazu müssen diätetische Maßnahmen eingehalten werden, d.h. konsequenter Zuckerverzicht, wenig Obst, kein Fleisch. Von Fleisch ist bekannt, dass bei vorhandener Resorptionsstörung im Darm wegen Schädigung des Mikrobioms Toxine in den Pfortaderkreislauf gelangen und die Leber energetisch erheblich beeinträchtigen. Erst nach vollständiger Sanierung des Mikrobioms ist ein Fleischkonsum überhaupt wieder vorstellbar. Die karmischen Muster von Lungentuberkulose und Belastung mit Treponema pallidum auf dem Knochenmark werden homöopathisch behandelt. Beeindruckend ist die Diagnose der Hepatitis B Information in der NLS-Analyse, die der Patient auch unumwunden zugibt und derentwegen er ein deutliches Schuldgelübde mit energetischer Belastung auf der Hypothalamussekretzelle trägt. Nach Auflösung durch Urkunde und Auflösungsprozedur ist der Befund deutlich verbessert.

Herzrhythmusstörungen

Anamnese: Jeanne Sch., 84 Jahre alt, Herzrhythmusstörungen, chronische Nierenbeckenentzündungen, Herzklappeninsuffizienz.

Aurachirurgie: In der aurachirurgischen Exploration findet sich das karmische Muster der medizinischen Versuche. Eindrucksvoll ist, wie sehr die Patientin bei Erwähnung dieses Musters gleich in Resonanz geht: Sie könne Spritzen auf den Tod nicht ausstehen, vor Ärzten und Krankenhäusern habe sie große Angst. Es finden sich sowohl ein Herzkatheter, der noch in der Leistenbeuge steckt und bis ins Herz hoch reicht, als auch ein Blasenkatheter, der bis in die Nierenbereich zieht. Die Patientin gibt an, in diesem Leben weder eine Katheter-Untersuchung am Herzen oder eine Konstrastmitteluntersuchung mit einem Katheter an der Blase gehabt zu haben.

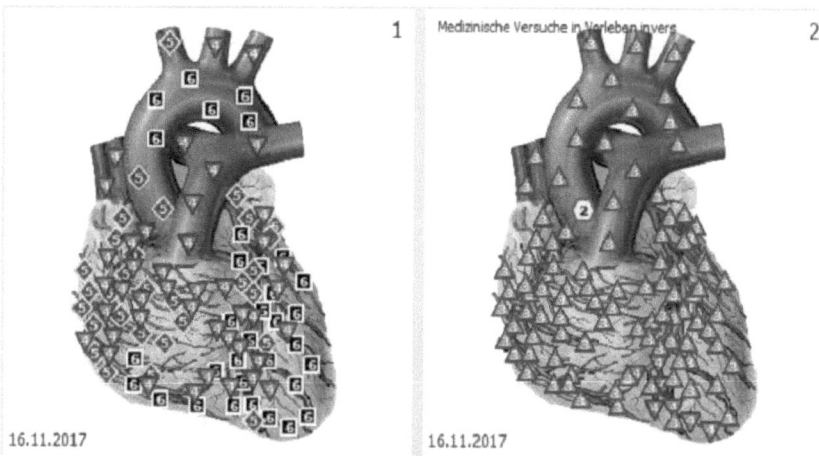

Abb. 67: Medizinische Versuche im Vorleben invers, Verbesserung des energetischen Befundes im Bereich der Coronargefäße um 77%. Beeindruckend ist auch die energetische Belastung im Bereich des Aortenbogens, die ebenfalls bei Invertierung deutlich besser wird.

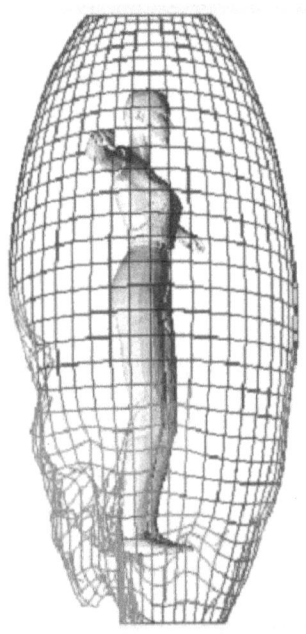

Abb. 68: Es zeigt sich in der Auradarstellung eine energetische Störung im Bereich des Beines, hoch reichend bis in die Leiste, entsprechend zur Lokalisation der Kathetereinführung.

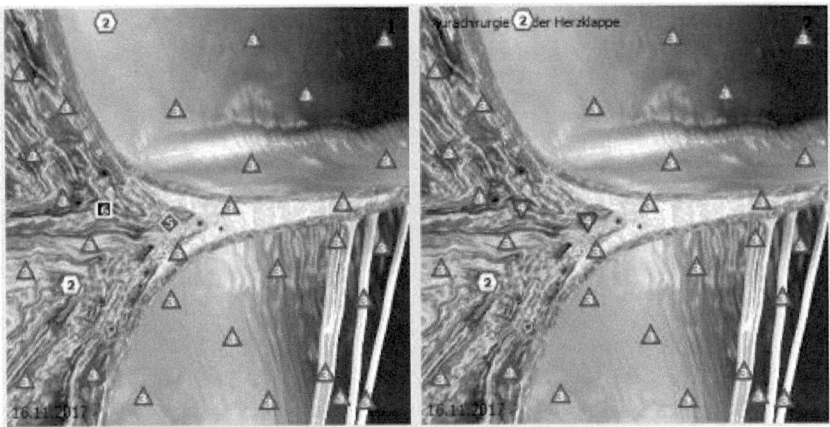

Abb. 69: Prädiktive Therapieaustestung: Bei Eingabe von „Aurachirurgie an der Herzklappe" zeigt sich eine Verbesserung in der NLS-Analyse um 19%. Das bedeutet, dass der Aurachirurg den Versuch der Operation in der Aura unternehmen sollte.

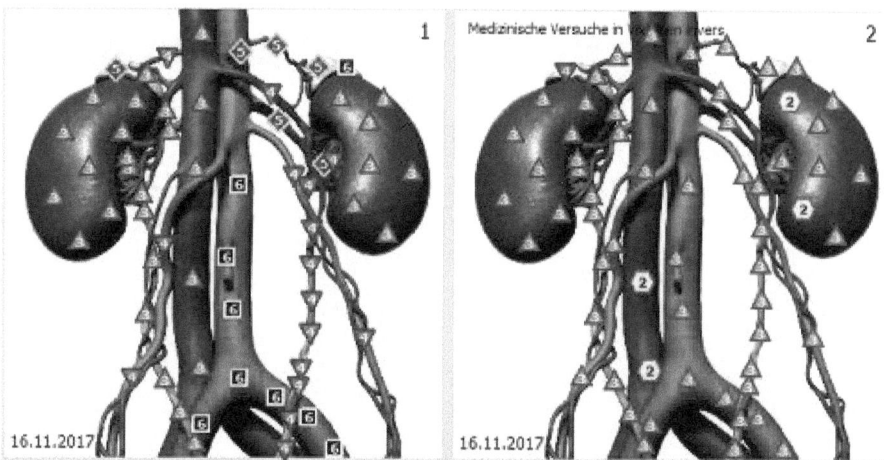

Abb. 70: *Medizinische Versuche im Vorleben invers, Verbesserung des energetischen Befundes im Bereich der Coronargefäße um 64%. Beeindruckend ist die energetische Belastung der Aorta, die sich bei Invertierung um 3 Stufen bessert.*

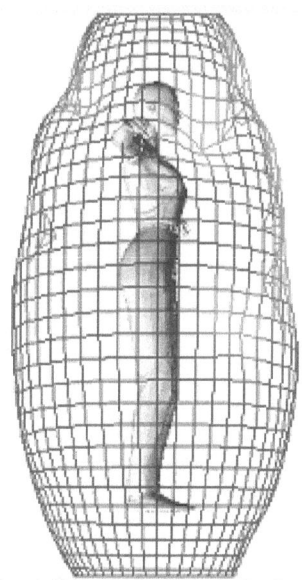

Abb. 71: *Auradarstellung nach Durchführung der aurachirurgischen Behandlung. Deutlich erkennbar ist die hohe Homogenität.*

Bewertung: Beeindruckend ist die deutliche Besserung des energetischen Befundes in der Auradarstellung nach Durchführung aller Auflösungen.

Schnarchen

Anamnese: 63-jähriger Patient kommt in die Praxis wegen seines Schnarchens. Tagsüber sei er immer müde, weil er die Nächte immer wieder Apnoe-Phasen habe. Er sei im Schlaflabor untersucht worden und man habe festgestellt, dass er während einer Nacht bis zu 10 „Aussetzer" habe. Man habe eine Einengung der Luftröhre diagnostiziert und ihm das Zäpfchen reseziert, alles ohne Erfolg. Neuerdings trägt er eine Sauerstoffmaske, die die Schlafqualität zwar verbessert habe, jedoch ihn auch sehr störe. Nachdem er ein großer Naturliebhaber sei, der gerne zum Zelten geht, bleibt für ihn das Problem, dass er mit der Schlafmaske sehr unflexibel wird, denn er benötigt hierfür eine entsprechende Stromquelle.

Aurachirurgie: Es handelt sich um einen normalgewichtigen Patienten, der sich in einem guten Allgemeinzustand befindet. Allenfalls eine gewisse Müdigkeit und mentale Verlangsamung kann bemerkt werden. In der aurachirurgischen Exploration zeigt sich das karmische Muster einer Trachealkanüle im Rahmen von Medizinischen Versuchen im Vorleben. Eine Resonanz im Bereich des Mageneingangs mit Hilfe des Anatomieatlas lässt sich nicht eruieren, insofern ist die Diagnosestellung einer Trachealkanüle eine Ausschlussdiagnose, die nur die klinische Symptomatik des Schnarchens untermauert wird. Der Patient beschreibt eine deutliche Resonanz, sobald der Aurachirurg mit einer Zange an der virtuellen Trachealkanüle im Bereich der Mundöffnung zieht. Der Patient gibt an, dies als festsitzenden Kloß im Halsbereich zu spüren, was auch mit seiner sonstigen Situation übereinstimme, da er dieses Kloßgefühl bereits seit vielen Jahren hat. Nach Öffnung eines virtuellen Luftblocks im Bereich der Mundöffnung kann die Trachealkanüle schließlich erfolgreich gezogen werden. Details hierzu finden sich im Lehrbuch der Aurachirurgie. Die Resonanz ist schließlich verschwunden, ebenso das Kloßgefühl im Hals. Der Patient geht erleichtert nach Hause.

Bewertung: Im Rahmen einer Nachuntersuchung zwei Wochen nach dem aurachirurgischen Termin zeigt sich der Patient sehr erfreut. Er könne wieder besser schlafen, sei morgens ausgeruhter, auch wenn er Sauerstoffmaske nicht verwende. Zwar schnarche er immer noch, allerdings deutlich weniger als zuvor, und auch die Apnoephasen seien nicht mehr so ausgeprägt vorhanden. Nachdem sich in der NLS-Analyse zeigt, dass er zusätzlich unter einer Störung seines Mikrobioms im Darm leidet, empfiehlt der Aurachirurg eine Darmsanierung durch den Heilpraktiker. Es ist durchaus möglich, dass sich hier die Situation noch weiter verbessert, sobald der Darm wieder regelrecht funktioniert und keine unvorhergesehenen toxischen Substanzen resorbiert, die das Gesamtsystem belasten.

Hämorrhoiden

Anamnese: 55-jährige Patientin, Opernsängerin, stammt aus England, lebt seit 25 Jahren in Deutschland, kommt in die Praxis wegen ihrer seit Jahren bestehenden Hämorrhoiden. Das Problem komme immer wieder, sie habe sich die Hämorrhoiden schon einmal veröden lassen, aber letztlich ohne großen Erfolg.

Aurachirurgie: In der aurachirurgischen Exploration finden sich keine karmischen Belastungen.

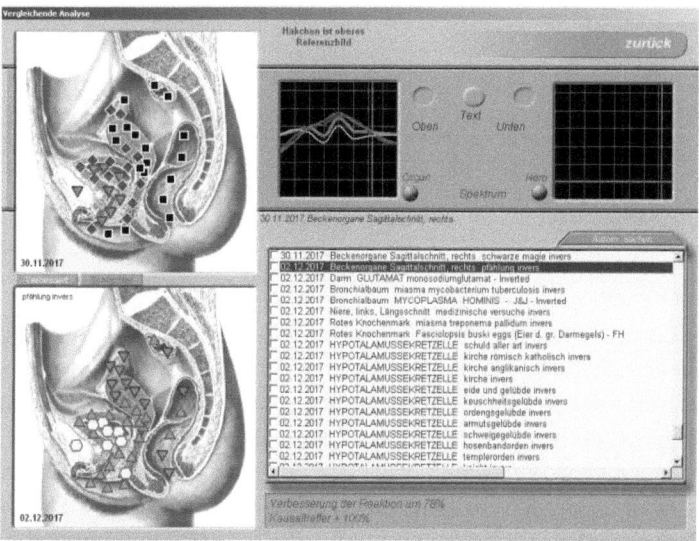

Abb. 72: Deutliche energetische Belastung auf den Organen des Beckens. Sowohl Blase, Uterus, Eierstöcke, aber auch das Rectum sind von schwarzen Markierungen durchgesetzt. Bei Invertierung von Pfählung im Vorleben zeigt sich eine Verbesserung des energetischen Befundes um 78%.

Zusätzlich zu den Hämorrhoiden findet sich bei der Patientin das für das karmische Muster der Pfählung typische Stechen zwischen den Schulterblättern. Bei einer Pfählung wurde der Delinquent auf einen oben abgerundeten Pfahl gesetzt, der sich dann langsam durch den Unterlaib nach oben durchbohrte, um dann schließlich zwischen den Schulterblättern wieder herauszukommen. Das ganze war eine grausame Tortur, die immer tödlich endete. Bei der kinesiologischen Testung auf „Pfählung" wird die Patientin so instabil, dass sie fast umfällt. Nach Auflösung des karmischen Musters der Pfählung wird in der NLS-Analyse nachgemessen, was eine enorme Verbesserung des energetischen Befundes für die Beckenorgane ergibt.

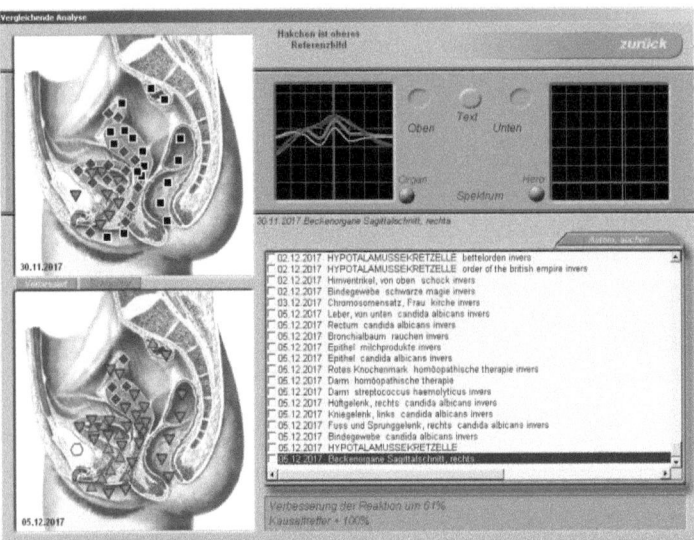

Abb. 73: Nach Auflösung des karmischen Musters Verbesserung des energetischen Befundes um 61%.

In der aurachirurgischen Exploration findet sich zusätzlich ein Strick in der Aura sowie eine erhebliche Schwarze Magie. Auffällig ist dabei die starke gynäkologische Betonung, indem die Drähte von vaginal bis nach oben in den Hals- und Schulterbereich ziehen. Erst nach mehrmaligem Umbiegen der vermeintlich aufgespleissten Drahtenden kann der Draht schließlich erfolgreich gezogen werden, so dass die Patientin am Ende der Prozedur nicht mehr in Resonanz geht. Dieses Nicht-mehr-in-Resonanzgehen ist der Beweis dafür, dass die Behandlung abgeschlossen und das karmische Muster vollständig aufgelöst ist. Details finden sich im Lehrbuch der Aurachirurgie.

Des Weiteren zeigt sich eine deutliche Belastung im Bereich der Hypothalamussekretzelle. Bemerkenswert ist die Geschichte, die die Patientin im Zusammenhang mit ihrer kirchlichen Belastung, Schuld und Keuschheitsgelübde zu berichten hat: Als 16-jährige sei sie zusammen mit einer Freundin zum Frauenarzt gegangen, um sich die Pille verschreiben zu lassen. Beide jungen Damen hatten einen Freund und wollten auf sicher gehen, dass nicht Unerwartetes passiert. Der Ortspfarrer hielt am darauf folgenden Sonntag eine Predigt zum Thema Keuschheit und vorehelicher Sex. Zufällig fand die junge Frau heraus, dass ihre Frauenärztin den Pfarrer nach der Arztkonsultation kontaktiert hatte, um ihm zu berichten, dass eines seiner „Schafe" in der Praxis gewesen war, um sich die Pille verschreiben zu lassen. Die Patientin war zu allem Überfluss damals noch Organistin in der Kirche und sang auch im Kirchenchor. Auch die Mutter der

Patientin bekam auf diese Weise mit, was hinter ihrem Rücken geschehen war und stellte ihre Tochter daraufhin zur Rede. Über ein halbes Jahr brauchte es nach Angabe der Patientin, um den familiären Frieden wieder einigermaßen herzustellen.

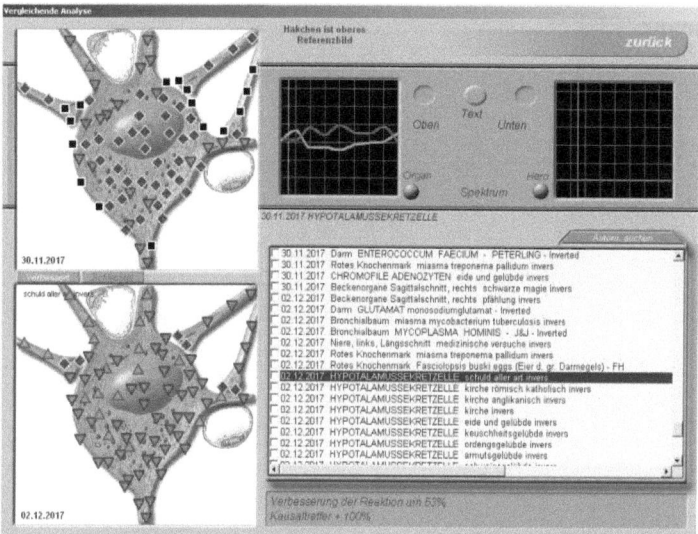

Abb. 74: *Verbesserung um 53% bei Invertierung von Schuld.*

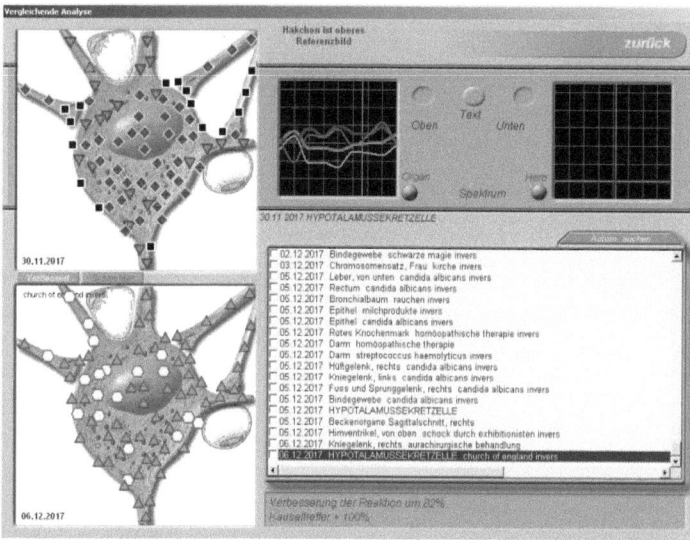

Abb. 75: *Verbesserung um 82% bei Invertierung von Church of England.*

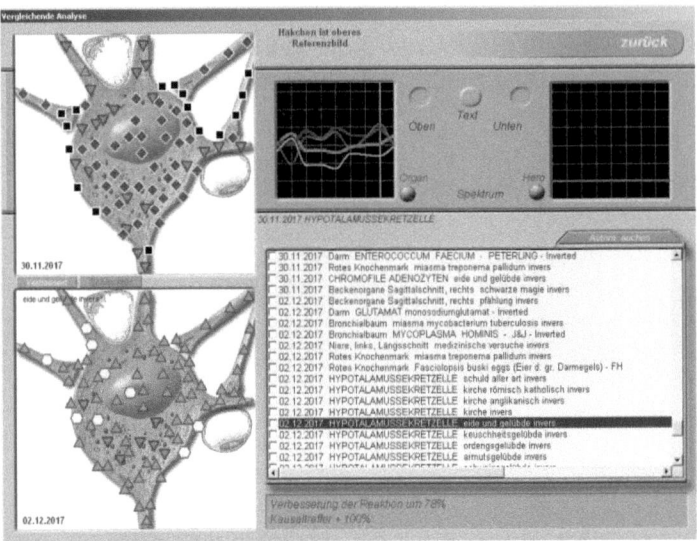

Abb. 76: Verbesserung um 78% bei Invertierung von Eiden und Gelübden.

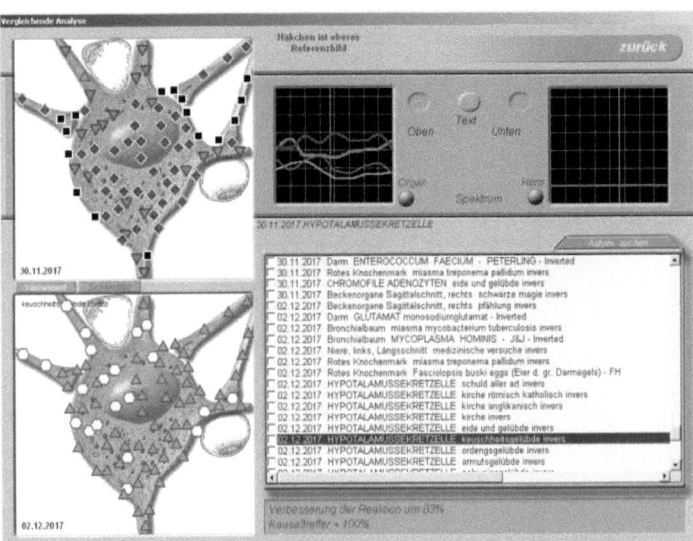

Abb. 77: Verbesserung um 83% bei Invertierung von Keuschheitsgelübden. Als die Patientin den Befund sieht, fällt ihr unmittelbar der oben beschriebene Vorfall ein mit der Frauenärztin, dem Pfarrer und der Predigt über die Keuschheit ein. .

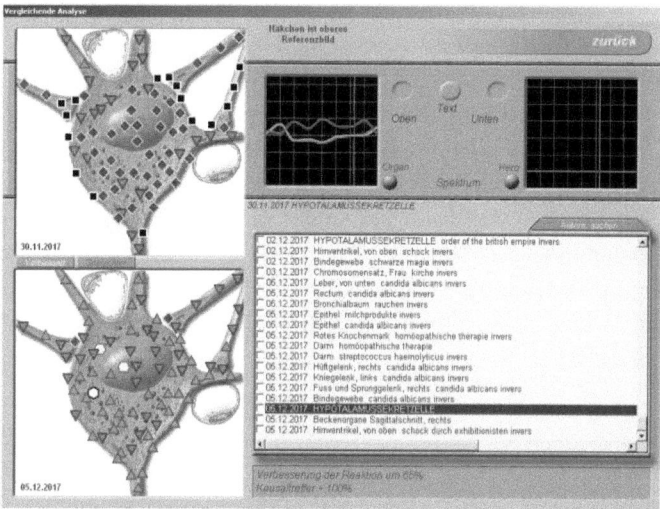

Abb. 78: *Hypothalamussekretzelle: Zustand nach aurachirurgischer Auflösungsprozedur, Verbesserung des energetischen Befundes um 65%*

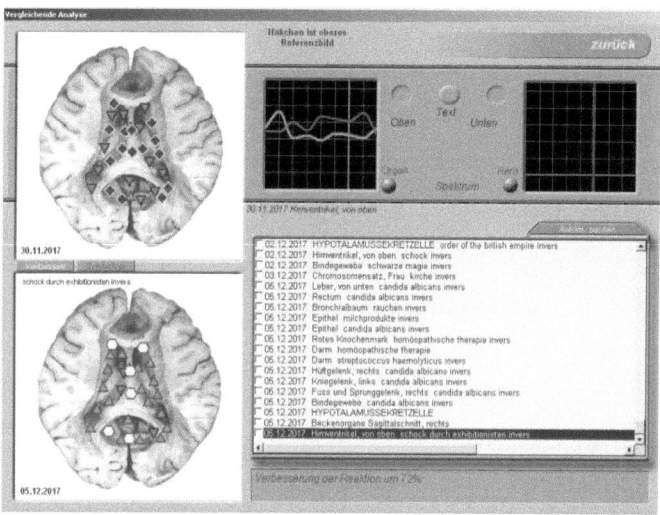

Abb. 79: *Hirnventrikel: Zufallbefund mit einer deutlichen energetischen Belastung, Verbesserung des energetischen Befundes um 72% bei Invertierung von „Schock durch Exhibitionisten". Zunächst war der Patientin nicht klar, um was für eine Art von Schock es sich handeln könnte, als sie den Befund in der NLS-Analyse sah. Erst nach einiger Zeit fiel ihr ein, dass sie als 11-jähriges Mädchen einen Exhibitionisten gesehen habe, was sie damals sehr schockiert hätte.*

Bewertung: Der Pfarrer sowie die Mutter der Patientin waren informiert und das Mädchen wurde quasi öffentlich in der Predigt an den Pranger gestellt. Insofern sind die feinstofflichen Belastungen in der NLS-Analyse nicht überraschend, sowohl was die Church of England betrifft, aber auch das Keuschheitsgelübde, bei dessen Diagnose die Patientin sich sofort an die Geschichte erinnert und sich davon auch unmittelbar betroffen fühlt. Beeindruckend ist, wie ausgeprägt nach der aurachirurgischen Auflösungsprozedur die energetische Verbesserung in den Hypothalamussekretzellen ausfällt. Beeindruckend ist auch die energetische Belastung im Bereich der Hirnventrikel, ausgelöst durch den Exhibitionisten, was 44 Jahre lang feinstofflich erhalten blieb und bis heute in der NLS-Analyse nachweisbar ist.

Krampfadern

Anamnese: 20-jähriger Patient, kommt in die Praxis wegen seiner Venenprobleme an den Unterschenkeln. Er sei bereits bei einem Phlebologen gewesen, der habe ihm Krampfadern diagnostiziert, obwohl man eigentlich gar keine eindeutigen Krampfadern an den Unterschenkeln optisch erkennen könne. Vielmehr handelt es sich um eine Art Spannungsgefühl, das gerade im Sitzen recht unangenehm sei, nachts seien die Beine vielfach etwas unruhig und müssten bewegt werden.

Aurachirurgie: In der aurachirurgischen Exploration zeigt sich ein sportlicher junger Mann mit schlanken Beinen. Krampfadern sind keine zu sehen. Der Patient ist sehr schlank bis fast untergewichtig, sein Handy trägt er in der Hosentasche.

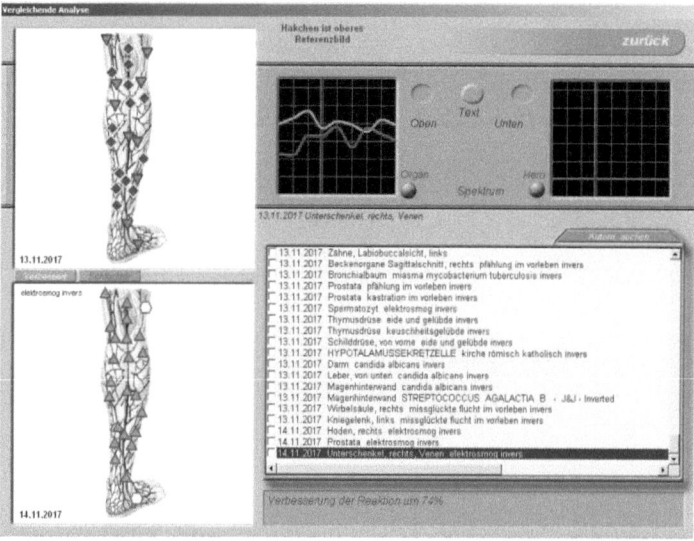

Abb. 80: Es zeigt sich eine deutliche energetische Schwäche im Bereich beider Unterschenkel, bei Invertierung von Elektrosmog kommt es zu einer Verbesserung des Befundes um 74%.

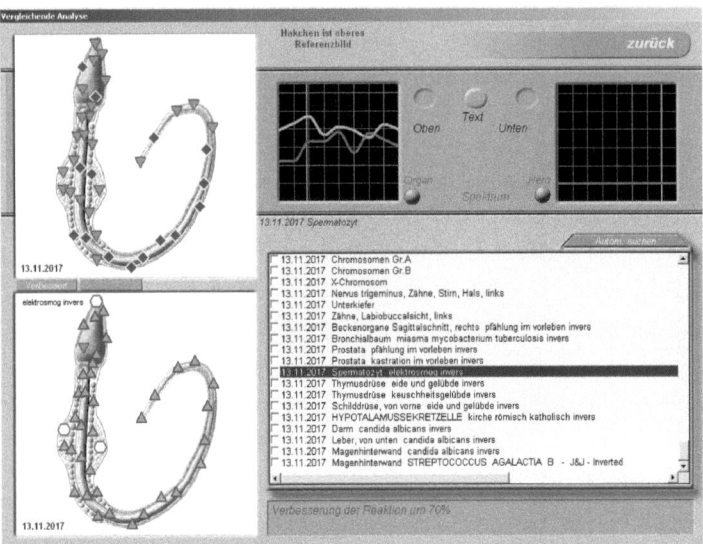

Abb. 81: Es zeigt sich eine deutliche energetische Schwäche der Spermatozyten, bei Invertierung von Elektrosmog kommt es zu einer Verbesserung des Befundes um 70%.

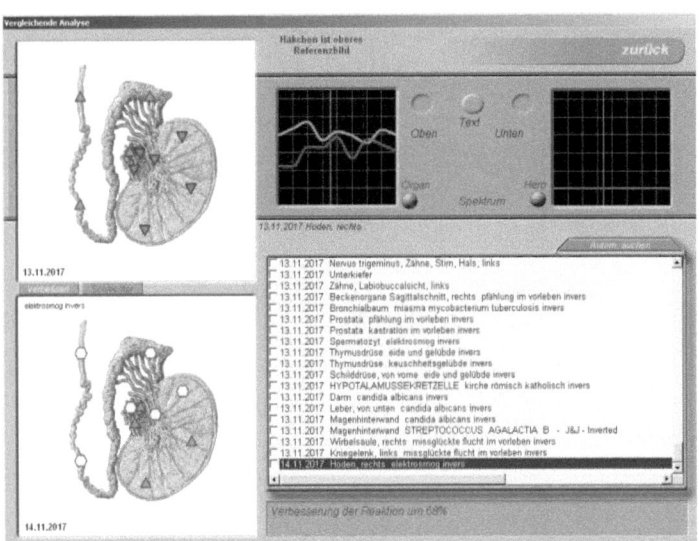

Abb. 82: Es zeigt sich eine deutliche energetische Schwäche im rechten Hoden, bei Invertierung von Elektrosmog kommt es zu einer Verbesserung des Befundes um 68%.

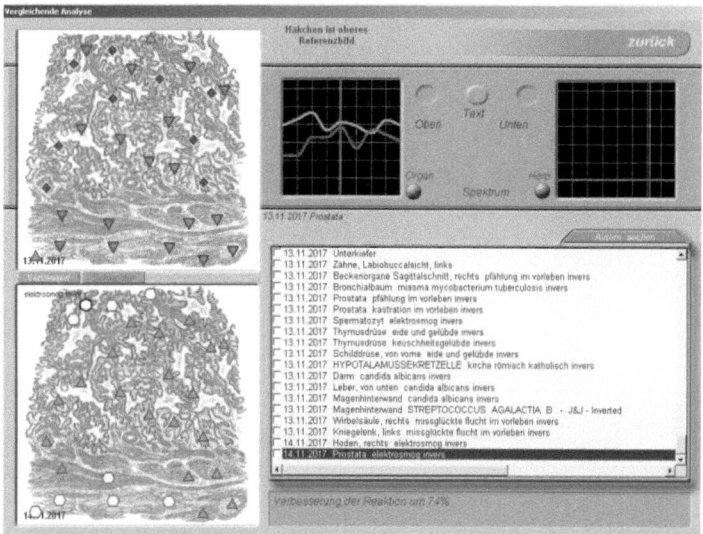

Abb. 83: Es zeigt sich eine deutliche energetische Schwäche der Prostata, bei Invertierung von Elektrosmog kommt es zu einer Verbesserung des Befundes um 74%.

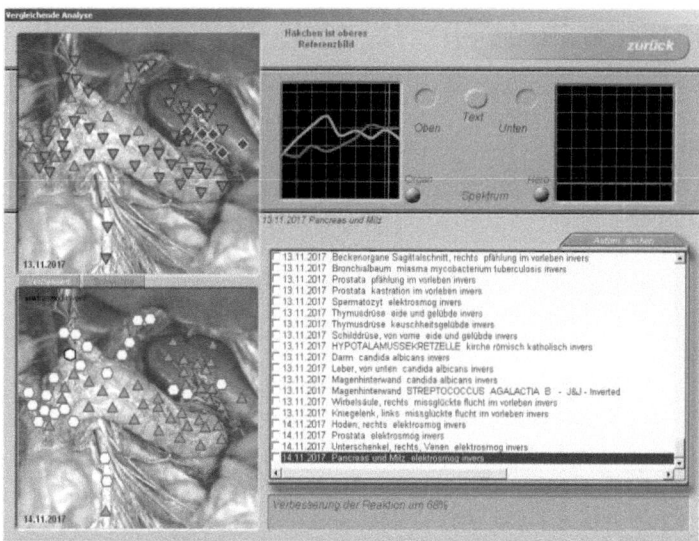

Abb. 84: Es zeigt sich eine deutliche energetische Schwäche der Bauchspeicheldrüse, bei Invertierung von Elektrosmog kommt es zu einer Verbesserung des Befundes um 68%.

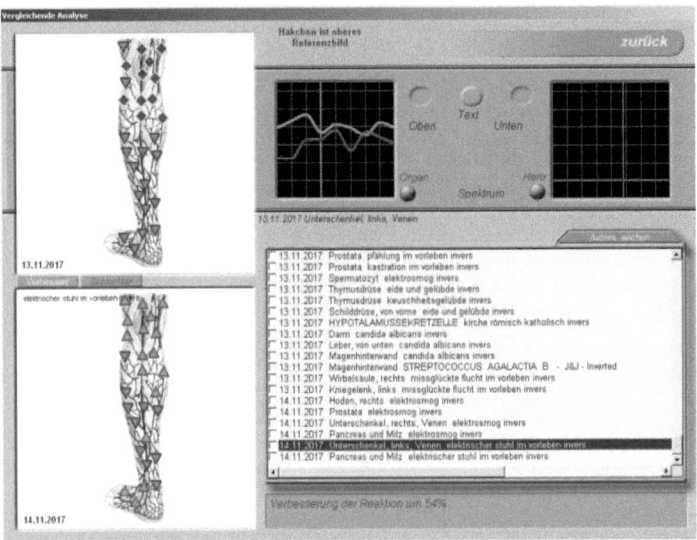

Abb. 85: Es zeigt sich eine deutliche energetische Schwäche des linken Unterschenkels, bei Invertierung von „Elektrischer Stuhl im Vorleben" kommt es zu einer Verbesserung des Befundes um 54%.

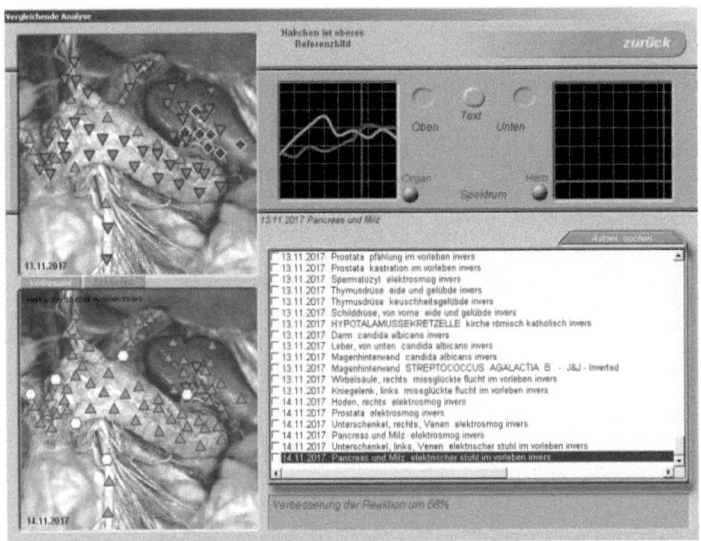

Abb. 86: Es zeigt sich eine deutliche energetische Schwäche des Pankreas, bei Invertierung von „Elektrischer Stuhl im Vorleben" kommt es zu einer Verbesserung des Befundes um 58%.

Bewertung: Die nächtliche Unruhe in den Beinen wird als Restless Legs Syndrom klassifiziert, wie es typischerweise bei Patienten mit Elektrosmogbelastung vorkommt. Befragt nach möglichen Belastungen durch Elektrosmog zeigt sich der Patient zunächst verwundert, weil er sich darüber noch nie wirklich Gedanken gemacht habe. Er wohnt zuhause bei den Eltern, die hätten das ganze Haus mit einem leistungsfähigen WLAN-System ausgestattet. Vieles würde zuhause drahtlos über WLAN gesteuert, von der Beleuchtungsanlage bis zur Freisprechanlage an der Gartentür. Auch betreibe er selbst noch ein WLAN-System in seinem eigenen Zimmer, denn er studiere Informatik und brauche hier performante Systeminfrastrukturen. Dass Elektrosmog ein Problem für den Organismus sei, darüber habe er zwar schon gelesen, aber für sich immer ausgeschlossen, denn er sei jung und würde solche Belastungen wohl tolerieren. Sein Handy trage er seit Jahren in der Hosentasche. Mit den vorliegenden Befunden konfrontiert zeigt sich der Patient nachdenklich, wenngleich nicht vollständig überzeugt. Denn der Verzicht auf WLAN würde enorme Einschränkungen seiner Lebensqualität bedeuten.

In einem Kontrolltermin stellt sich die Situation verbessert dar. Der Patient gibt an, nachts das WLAN in seinem Zimmer zu deaktivieren, seitdem habe die Unruhe in seinen Beinen während der Nacht deutlich nachgelassen. Die sonstigen WLAN-Systeme seien aber alle noch im Einsatz, und er habe auch zuhause gemessen, dass von den Nachbarhäusern noch einige weitere WLAN-Systeme ins Haus strahlen. Außerdem hätten sie in der unmittelbaren Umgebung noch einen Funkmasten der Telekom stehen, der wohl auch eine beträchtliche Elektrosmog Belastung mit sich brächte. Der Patient berichtet, dass er sich überlegt, das Zimmer noch besser zu isolieren, z.B. durch Einsatz von Graphitfarbe an den Wänden. Auch habe er von Baldachinen aus Metallstoff gelesen, was die WLAN-Strahlen gut abhalten solle. Das Handy trage er zwischenzeitlich nicht mehr in der Hosentasche, denn vor Kurzem sei ein Bericht im Radio über die deutlich rückläufige Spermienzahl bei jungen Männern gesendet worden. Dort wurde über den Zusammenhang zwischen Elektrosmog und zunehmender Unfruchtbarkeit diskutiert, wenngleich noch keine wissenschaftlichen Beweise vorhanden seien.

Blasenentzündung

Anamnese: Eine Patientin, 55 Jahre alt, kommt die Praxis wegen rezidivierender Blasenentzündungen. Mindestens zwei- bis dreimal pro Jahre komme es zu einer Blasenentzündung, vielfach nach dem Geschlechtsverkehr mit ihrem Ehemann. Nachdem sie selbst in der Pharmabranche tätig sei und sich mit Medikamenten auskenne, nehme sie deshalb immer danach eine Tabelle Nitrofurantoin[8] ein, das würde in den meisten Fällen dann helfen.

Aurachirurgie: In der aurachirurgischen Exploration zeigt sich das karmische Muster der Medizinischen Versuche im Vorleben, insbesondere bei Zug am virtuellen Blasenkatheter. Hier gibt die Patientin eine deutliche Resonanz an. Bei weiteren Analysen zeigt sich auch eine Resonanz an der Blasenschleimhaut, als der Aurachirurg mit der chirurgischen Sonde auf die Abbildung der Blase im Anatomieatlas drückt, den die Patientin auf ihrem Schoß liegend hält.

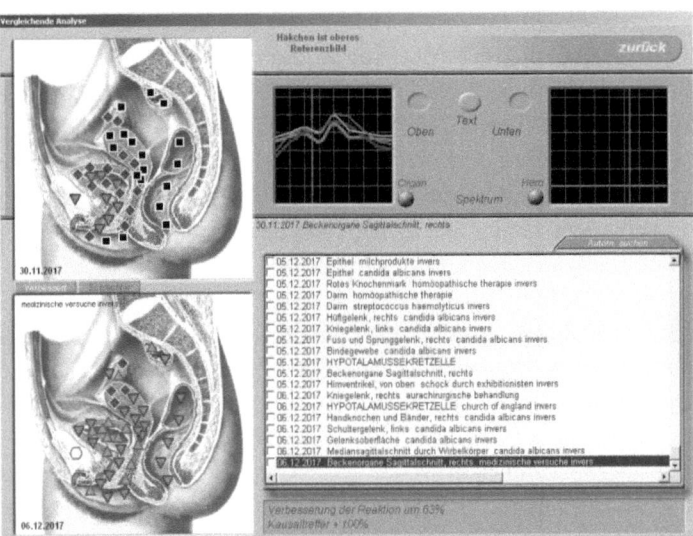

Abb. 87: Es zeigt sich eine schwere energetische Belastung der Urogenitalorgane sowie des Enddarms, was bei Invertierung von Medizinische Versuche im Vorleben deutlich geringer wird, die Verbesserung des Befundes liegt bei 63%.

---

[8] Nitrofurantoin ist ein antibiotisch wirkender Arzneistoff, der speziell für die pharmakologische Therapie von bakteriellen Harnwegsinfekten und Blasenentzündungen eingesetzt wird. Von besonderem Vorteil ist das äußerst breite Wirkungsspektrum.

Interessant ist, dass die Missempfindung bzw. Resonanz beim Ziehen am virtuellen Katheter bis in die Nieren hoch reicht. Die Patientin gibt an, auch bereits mehrfach Nierenbeckenentzündungen gehabt zu haben.

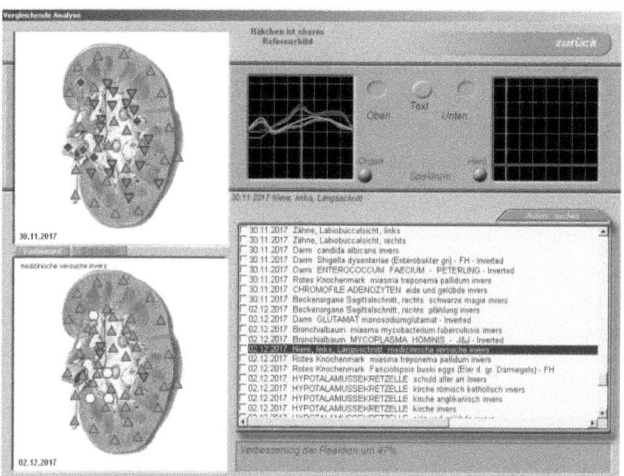

Abb. 88: Es zeigt sich eine energetische Belastung der Niere links, was bei Invertierung von Medizinische Versuche im Vorleben deutlich geringer wird, die Verbesserung des Befundes liegt bei 47%.

Bewertung: Rezidivierende Harnwegsinfektionen mit Blasenentzündungen, unter Umständen kombiniert mit Entzündungen des Nierenbeckens, sollten immer an das karmische Muster der Medizinischen Versuche im Vorleben denken lassen. Entfernt der Aurachirurg den virtuellen Blasenkatheter, so verbessert sich die Symptomatik in den meisten Fällen deutlich oder verschwindet vollständig, wie im aktuellen Fall geschehen. Entsprechend kann die Patientin künftig auf die Nitrofurantoin-Medikationen verzichten. Dieser Effekt ist nicht zu unterschätzen, zumal Nitrofurantoin beträchtliche Nebenwirkungen nach sich ziehen kann: Gastrointestinale Beschwerden, Müdigkeit, Kopfschmerzen, verringertes Hungergefühl, Juckreiz, Nesselsucht, aber auch die Bildung allergischer Infiltrate in der Lunge, Husten, Lungenfibrose, Tremor, Angina pectoris, Fieber, Schüttelfrost, Haarausfall bis zu erhöhter Hirndruck, Euphorie, Depression, Leberentzündung, Parästhesien an Händen und Füßen und Optikusneuritis (v.a. bei Menschen mit Diabetes mellitus, Niereninsuffizienz, Vitamin-B-Mangel und Anämie). In Universitätskliniken werden zwischenzeitlich sogar Blasenschleimhauttransplantationen durchgeführt, die aufwändig, teuer und langwierig sind. Entsprechend empfiehlt sich eine vorherige aurachirurgische Abklärung, denn die Lösung Problems ist im letzteren Fall sehr einfach.

Menstruationsbeschwerden

Anamnese: Patientin, 37 Jahre alt, kommt in die Praxis wegen der seit Jahren schweren Menstruationsbeschwerden.

Aurachirurgie: In der aurachirurgischen Exploration zeigen sich mehrere karmische Muster: Das Muster des Skalenjochs, das fachgerecht entfernt wird, und das karmische Muster der Schwarzen Magie, schwerpunktmäßig im Bereich der Brust wie auch des Bauches und beim Ziehen am virtuellen Draht zwischen den Beinen. Gerade der sich dahinter verbergende Draht zieht in die Genitalorgane und verursacht entsprechende Beschwerden. Einzelheiten lesen Sie bitte im Lehrbuch der Aurachirurgie. Das karmische Muster der Schwarzen Magie wird daraufhin ebenfalls vollständig aufgelöst.

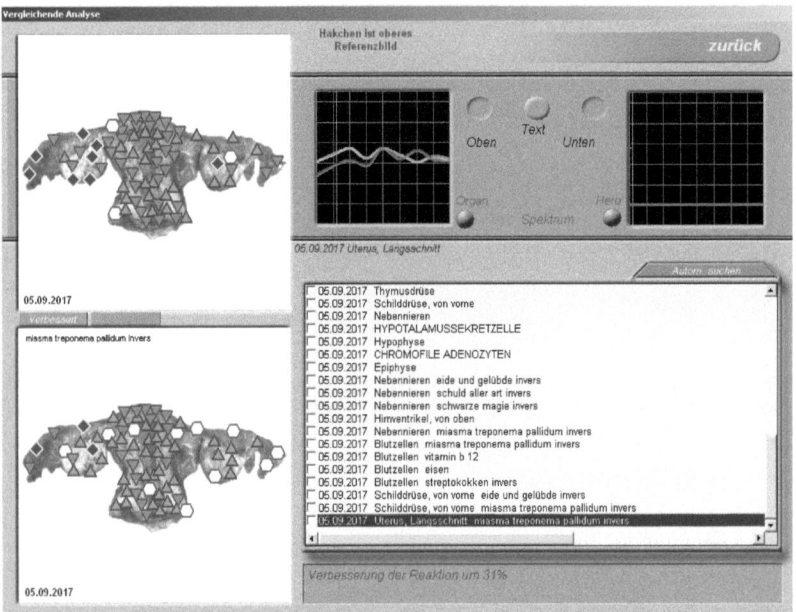

Abb. 89: *Es zeigt sich eine energetische Belastung beider Ovarien, der Tube links sowie eine reduzierte energetische Konstellation im Bereich des Uterus mit vielen nach unten gerichteten Dreiecken. Bei Invertierung des Treponema pallidum zeigt sich eine Verbesserung des energetischen Befundes um 31%. Weitere Belastungen durch das Treponema pallidum an anderen organischen Strukturen sind nicht zu finden, insbesondere nicht im Bereich des Roten Knochenmarks, wo entsprechende Belastungen vielfach Selbstzerstörungsprogramme mit Depressionen und Suizidalität auslösen können.*

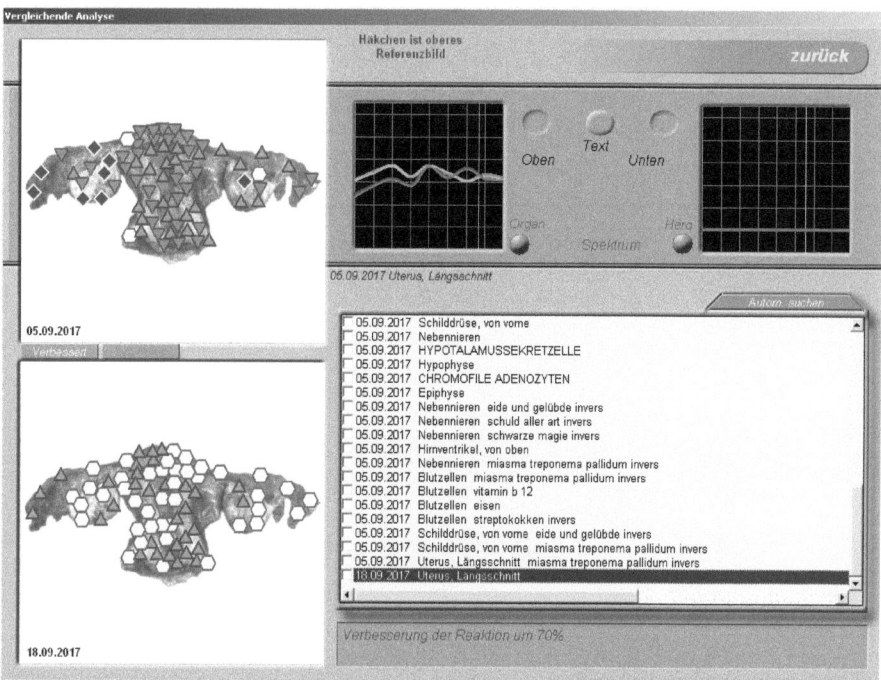

Abb. 90: 13 Tage nach Beginn der homöopathischen Ausleitungstherapie geht es der Patientin klinisch deutlich besser, sie hatte zwischenzeitlich wieder eine Menstruationsblutung gehabt. Die Schmerzen waren nicht annähernd so stark gewesen wie sonst. Auch der Befund der NLS-Analyse ist deutlich verbessert, nämlich um 70%, alle vormals vorhandenen energetischen Defizite sind vollständig verschwunden.

Bewertung: Miasmatische Belastungen durch das Bakterium Treponema pallidum, den Erreger der Syphilis, findet sich typischerweise auch an den Genitalorganen. Die dadurch verursachen Beschwerden können sehr unterschiedlich sein: Von Symptomfreiheit bis zu schweren Schmerzzuständen, Unfruchtbarkeit u.v.m. Der aktuelle Fall zeigt eindrucksvoll, wie sehr nicht nur die energetischen Befunde der NLS-Analyse durch eine homöopathische Ausleitung verbessert werden konnten, sondern auch die klinische Symptomatik.

Depression

Anamnese: 47-jährige Patientin kommt in die Praxis wegen ihrer seit mehreren Jahren bestehenden Depression. Seit Jahren werde sie psychotherapeutisch behandelt, allerdings ohne großen Erfolg. Auch habe sie schon Antidepressiva probiert, die jedoch auch nicht wirklich gut geholfen hätten.

Aurachirurgie: In der aurachirurgischen Exploration zeigt sich ein schweres Skalvenjoch, das entsprechend aufgelöst wird. Alle anderen Befunde sind unauffällig.

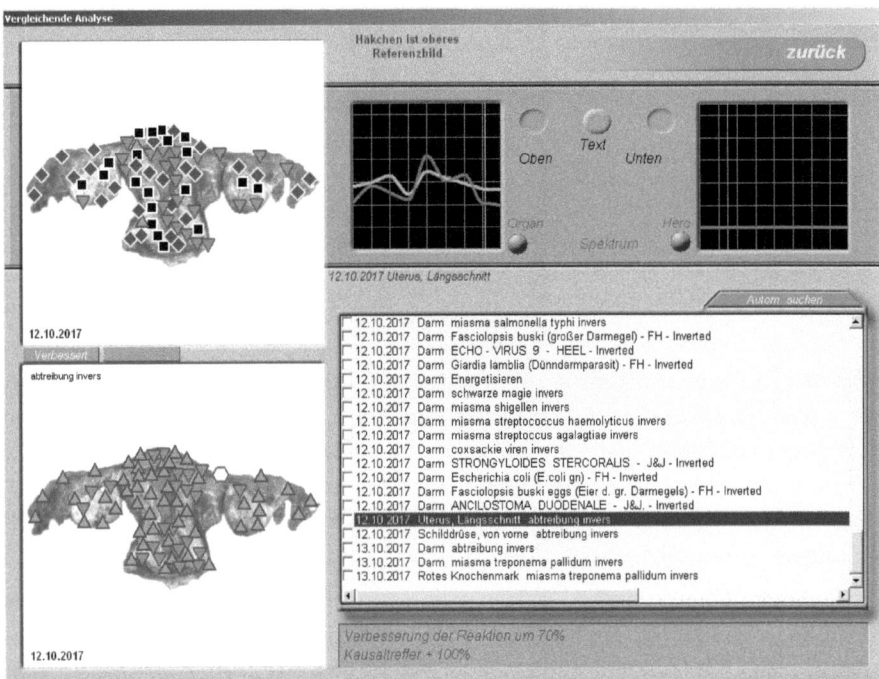

Abb. 91: *Es zeigt sich eine energetische Belastung der Ovarien, der Tuben und des Uterus. Bei Invertierung der Abtreibung zeigt sich eine Verbesserung des energetischen Befundes um 70%. Interessanterweise hatte die Patientin im bisherigen Gespräch nichts von einer Abtreibung erwähnt: In diesem Fall waren es zwei Abtreibungen, eine vor 23 Jahren und eine vor 16 Jahren. In beiden Fällen sei das als sehr traumatisch erlebt worden und die Patientin macht sich bis heute Vorwürfe, dass es dazu gekommen sei.*

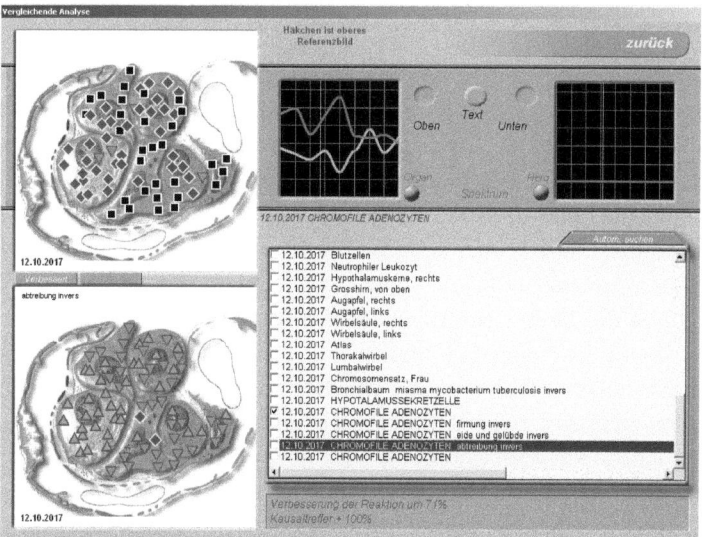

Abb. 92: *Schwere energetische Belastung im Bereich der chromophilen Adenozyten. Auch hier zeigt sich bei Invertierung von Abtreibung eine deutliche Verbesserung des energetischen Befundes, konkret um 71%. Etwaige Belastungen durch Eide und Gelübde oder Schuldthemen durch die Kirche werden ebenfalls getestet, sind aber nicht vorhanden.*

Bewertung: Es ist immer wieder beeindruckend, wie schwer Abtreibungen noch Jahrzehnte nach einer Abtreibung nachwirken, sowohl klinisch in Form von Depressionen, aber auch als feinstoffliche energetische Belastungen an dafür typischen Organstrukturen in der NLS-Analyse. Insbesondere an den Genitalorganen des Uterus und der Ovarien finden sich fast immer schwere energetische Belastungen, die aurachirurgisch üblicherweise durch die Wassermethode ausgeleitet werden. Viele Patientinnen profitieren von dieser Therapie, die Besserung schlägt sich auch in der feinstofflichen NLS-Analyse nieder. Eine zusätzliche psychotherapeutische Behandlung ist dennoch weiterhin zu empfehlen. Wegen der Unwirksamkeit der in der Vergangenheit genommenen Antidepressive wird bei der Patientin noch auf ein Schweigegelübde getestet, das jedoch einen unauffälligen Befund ergibt. Hintergrund: Bei Patienten, die auf keine Therapie reagieren und bei denen auch kein Medikament hilft, besteht in manchen Fällen ein Schweigegelübde, das es aurachirurgisch aufzulösen gilt. Ist die Auflösungsprozedur erfolgreich, kann nicht nur aurachirurgisch behandelt werden, sondern auch alle anderen therapeutisch Maßnahmen beginnen plötzlich zu wirken.

Zwangsstörung

Anamnese: Es handelt sich um eine 28-jährige Frau mit einer seit ihrer Pubertät bestehenden Zwangsstörung[9]. Begonnen habe alles zunächst im Alter von 16 Jahren mit einem Waschzwang, sie habe sich täglich bis zu sechs Mal duschen und umziehen müssen. Befragt nach einem psychisch belastenden Ereignis gibt die Patientin an, dass ungefähr in dieser Zeit es zu einem unschönen Vorfall in der Familie gekommen sei: Die Mutter habe sich von ihrem Lebensgefährten getrennt und dieser sei dann nachts in die Wohnung eingebrochen und habe vor den Augen der Tochter die Mutter verprügelt. In der weiteren Folge sei es dann zunehmend zu Gedankenzwängen gekommen, sie habe immer die gleichen Gedanken gehabt, nie habe sie sich wirklich entspannen können. Die Gedanken hätten immer mit Beziehungen zwischen Menschen zu tun, der Angst, verlassen zu werden. Die Patientin beschreibt, dass sie sich über die Unsinnigkeit dieser Gedanken und der fortwährenden Auseinandersetzung zwar bewusst sei, letztlich könne sie aber nichts dagegen unternehmen. Vor 3 Jahren sei es zu Schilddrüsenproblemen gekommen, die sich inzwischen jedoch wieder beruhigt hätten, sie nehme aktuell keine Medikamente zu sich.

Aurachirurgie: Es präsentiert sich eine attraktive junge Frau, schlank und körperlich in einem guten Allgemeinzustand. Bis auf die abgekauten Fingernägel, die bis an die Grenze der Verstümmelung abgebissen sind, ist nichts auffällig. In der aurachirurgischen Exploration zeigt sich das karmische Muster des Sklavenjochs, des Erhängens, der Medizinischen Versuche sowie der Schwarzen Magie. Insbesondere letzteres ist stark ausgeprägt, in sämtlichen für die Schwarze Magie typischen Bereichen, Hals, Brust, Bauch, Intraabdominalraum und Genitalbereich. Die Auflösungsprozedur dauert lange, denn immer wieder geht die Patientin an verschiedenen Stellen in Resonanz, insbesondere auch an den seitlichen Halspartien und sogar an den Oberarmen, was sonst im Rahmen der Schwarzen Magie nicht typisch ist. Schließlich kann sie dann nach einiger Zeit der Auflösung erfreut feststellen, dass keine unangenehmen Empfindungen mehr vorhanden seien, sobald er Aurachirurg entsprechende Provokationstests macht.

---

[9] Die Ursachen für Zwangsstörungen, bzw. Ursache von Zwängen, bei denen sich der Erkrankte täglich in wiederkehrende gedankliche Muster und das stereotype Ausführen und Überprüfen bestimmter Handlungen verstrickt, können sehr vielfältig sein. Zur Ausprägung einer Zwangserkrankung können beispielsweise genetische Veranlagungen führen, aber auch psychische Belastungen. Studien haben bereits mehrfach den Beweis angetreten, dass es in von Zwangsstörungen betroffenen Familien oft nicht bei Einzelfällen bleibt, sondern es zu einem gehäuften Auftreten dieser psychischen Erkrankung kommt. Allerdings lässt die erbliche Vorbelastung nicht den Schluss zu, dass die Krankheit tatsächlich ausbricht. Aber: Es gibt eine erhöhte Wahrscheinlichkeit.

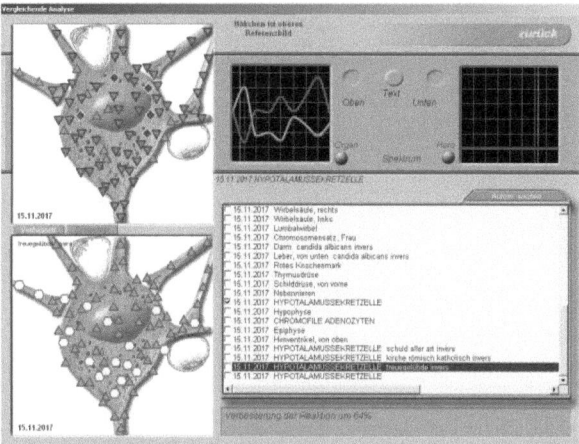

Abb. 93: Schwere energetische Belastung im Bereich der Hypothalamussekretzelle, bei Invertierung von Eiden und Gelübden zeigt sich eine deutliche Verbesserung. Als nächstes zählt der Aurachirurg einzelne Eide und Gelübde (Armutsgelübde, Keuschheitsgelübde, Ordensgelübde, Gelübde der Selbstkasteiung usw.) auf und fragt die Patientin, worum sich ihre Gedanken entsprechend drehen. Die Patientin antwortet, dass es letztlich immer um Untreusein in ihren Gedanken gehe, entsprechend wird das Treuegelübde in der NLS-Analyse getestet. Und tatsächlich: Die Verbesserung des energetischen Befundes durch Invertierung von Treuegelübde beträgt 64%.

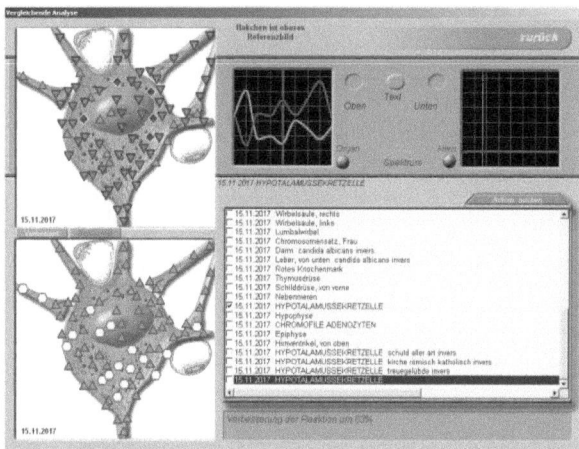

Abb. 94: Nach der aurachirurgischen Auflösung der Belastung durch Eide und Gelübde ergibt sich eine deutliche Verbesserung des energetischen Befundes an der Hypothalamussekretzelle um 63%.

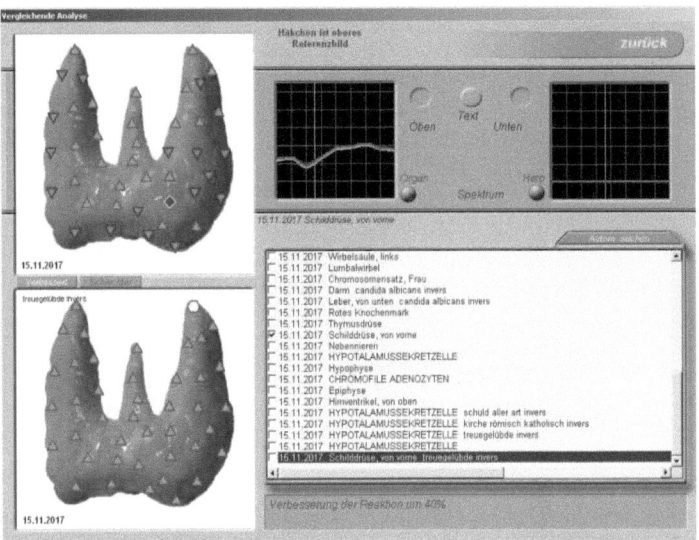

Abb. 95: *Geringe energetische Belastung im Bereich der Schilddrüse, bei Invertierung von Treuegelübde zeigt sich eine deutliche Verbesserung um 40%.*

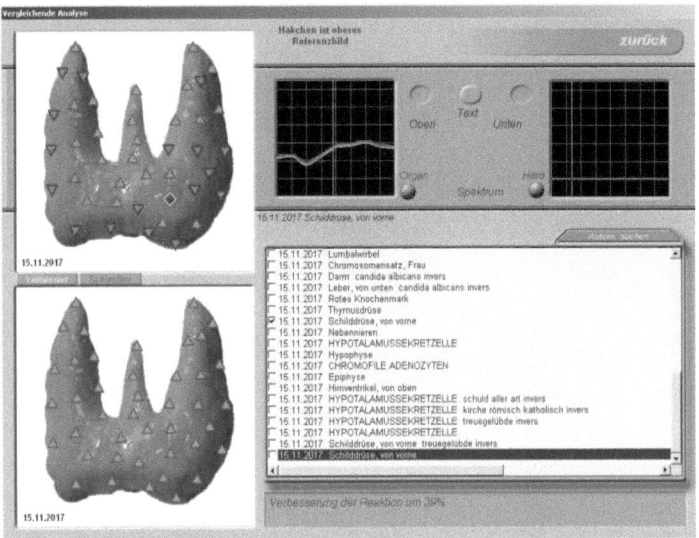

Abb. 96: *Nach der aurachirurgischen Auflösung der Belastung durch Eide und Gelübde ergibt sich eine deutliche Verbesserung des energetischen Befundes an der Hypothalamussekretzelle um 39%.*

Bewertung: Die Tatsache, dass Zwangsstörungen nach wissenschaftlicher Erkenntnis vererbbar sind, ist im vorliegenden Fall insofern von Interesse, als auch die Mutter der Patientin in der aurachirurgischen Exploration die Symptome der Schwarzen Magie aufweist. In beiden Fällen, sowohl bei der Mutter als auch bei der Tochter, werden die Belastungen aurachirurgisch aufgelöst. Interessant ist hier auch die anamnestische Schilderung einer Schilddrüsenüberfunktion, die sich spontan wieder gegeben hat, zumal sich in der NLS-Analyse eine energetische Belastung der Schilddrüse auf Grund des Treuegelübdes zeigt. Wie bei vielen anderen psychiatrischen Erkrankungen zeigt sich auch im aktuellen Fall der Zwangsneurose eine deutliche Symptomatik der Schwarzen Magie. Gerade dieses zwanghafte Aufdrängen von Gedanken und Handlungen korreliert mit dem manipulativen Charakters, der für die Schwarze Magie so typisch ist. Zwar beschreibt die Patientin in der Anamnese, dass sie sich von den Inhalten der Zwangsgedanken sehr wohl distanzieren könne, aber das befreit sie nicht vom Zwang der fortwährenden Beschäftigung mit diesen. Selbst dissoziative Aspekte werden von Patienten mit Schwarzer Magie beschrieben, indem sie Handlungen vollbringen, ohne sich dabei persönlich mit diesen zu identifizieren. Vielmehr betrachten die Betroffenen sich selbst aus einer externalisierten Position und sehen, wie sie Sachen machen, von denen sie letztlich wissen, dass sie ihnen schaden.

Taubheit in den Fingern

Anamnese: Patient, 57 Jahre alt, kommt in die Praxis wegen der Taubheit in seinen Fingern. Der Hausarzt habe die Diagnose einer Polyneuropathie gestellt, ganz sicher sei er sich da aber nicht gewesen. Demnächst wolle er einen Neurologen aufsuchen, um sich dort die Nervenleitgeschwindigkeit messen zu lassen, wie ihm der Hausarzt gesagt habe. Daran könne man dann sehen, ob eine Polyneuropathie vorliegt.

Aurachirurgie: In der aurachirurgischen Exploration zeigt sich ein freundlicher Mann in gutem Allgemeinzustand. Befragt, von welcher Qualität die Taubheiten an den Fingern seien, bemerkt der Patient, dass die Beschwerden nicht konstant vorhanden seien, sondern stark wechseln. Manchmal seien die Beschwerden sogar ganz verschwunden, v.a. im Liegen sei die Situation deutlich besser, am Abend nähmen sie dagegen wieder zu. Entsprechend stellt sich für den Aurachirurgen die Frage, ob es sich hier tatsächlich um eine Polyneuropathie handelt oder nicht viel eher um eine degenerativ-funktionelle Störung im Bereich der Halswirbelsäule. Befragt, ob er dann häufiger auch Verspannungen in der HWS habe, bestätigt der Patient, dass er dort laufend verspannt sei und auch unter einem Spannungskopfschmerz leide. In der Untersuchung gibt der Patient eine Missempfindung in den Fingern beider Hände an, sowohl radial als auch ulnar insbesondere in der Beugeseite, aber auch auf der Streckseite.

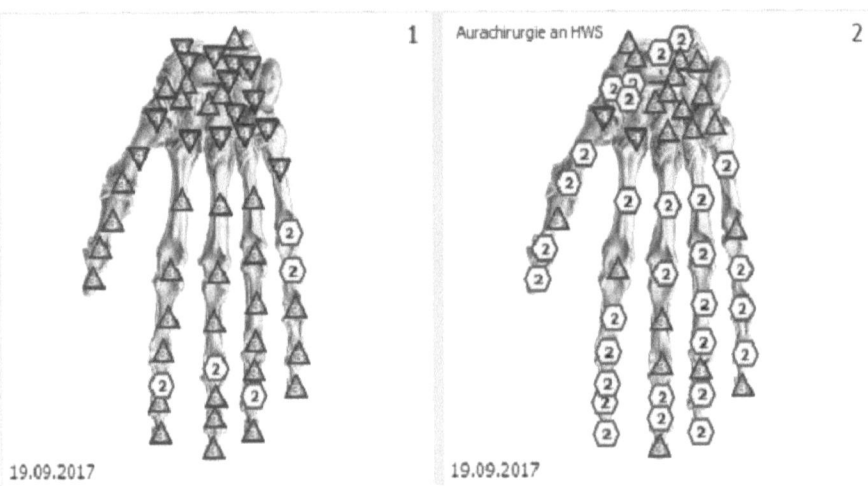

Abb. 97: *Energetische Defizite im Bereich der Hand, bei Eingabe von „Aurachirurgie an HWS" zeigt sich eine Verbesserung der energetischen Werte um 40%.*

In der aurachirurgischen Exploration zeigt sich ein deutliches Sklavenjoch, das entsprechend den Richtlinien der Aurachirurgie entfernt wird. Die Entfernung wird vom Patienten als wahre Wohltat beschrieben, die Schultern und der Hals seien regelrecht befreit. Auch kann der Patient nach dem virtuellen Spannen der Gewebsstrukturen im Schulterbereich den Kopf auch wieder viel nach links und rechts weiter drehen als bislang. Auch die Hände und Füße befinden sich in einer eingeschränkten Mobilität und lassen sich nach Entfernung der Fesseln wieder deutlich besser bewegen. Im nächsten Schritt wird eine aurachirurgische Wirbelsäulenoperation durchgeführt, indem der Aurachirurg am Wirbelsäulenmodell, das der Patient auf seinem Schoß stehend mit beiden Händen festhält, eine sog. energetische Strickleiter installiert. Auch hier geht der Patient sehr gut in Resonanz und spürt geradezu, wie ihm die Wirbelsäule durch die Operation wieder aufgerichtet wird.

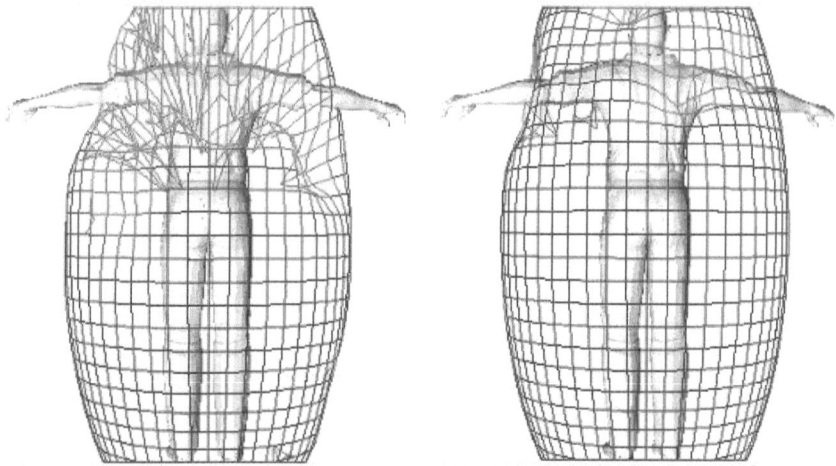

Abb. 98: In der Aura-Darstellung zeigt sich eindrucksvoll ein energetisches Defizit im Bereich der oberen Wirbelsäule, das nach Durchführung der aurachirurgischen Operation fast vollständig verschwunden ist.

Bewertung: Der beeindruckende Fall belegt, dass viele vermeintliche Polyneuropathien in Wirklichkeit keine Polyneuropathien sind, sondern dass die Taubheiten und Schmerzen in den Fingern vielmehr auf degenerativen und/oder funktionellen Störungen im Bereich der HWS beruhen. Klinisch liegt hier der Verdacht schon deshalb nahe, weil die Symptome in den Händen variieren und weil auch die Füße nicht von den Parästhesien betroffen sind. Behandelt man die Wirbelsäule aurachirurgisch, indem man sie energetisch fixiert, sind die Beschwerden wie weggeblasen, so auch im vorliegenden Fall.

Badeunfall

Anamnese: Eva N, 54 Jahre alt, erlitt beim Baden im Urlaub in Australien vor 3 Monaten eine Attacke durch eine Würfelqualle[10] am rechten Arm, die sie nur knapp überlebte. Wochenlang sei sie in Australien im Krankenhaus gelegen. Inzwischen habe sich die Situation wieder einigermaßen beruhigt, allerdings habe sie im betroffenen rechten Arm immer noch Schmerzen und auch die Beweglichkeit sie nicht mehr so wie früher. Sie sei schwächer und habe auch keine so gute Feinmotorik mehr im Arm.

Aurachirurgie: In der aurachirurgischen Exploration zeigt sich eine freundliche Frau in gutem Allgemeinzustand. Die durch die Attacke Würfelqualle hervorgerufenen Läsionen am Arm sind noch erkennbar in Form von Hautatrophien und Narben. In der feinmotorischen Prüfung ergeben sich tatsächlich Defizite, wie die Patientin bereits beschrieben hat. Das Greifen von feinen Gegenständen fällt schwer.

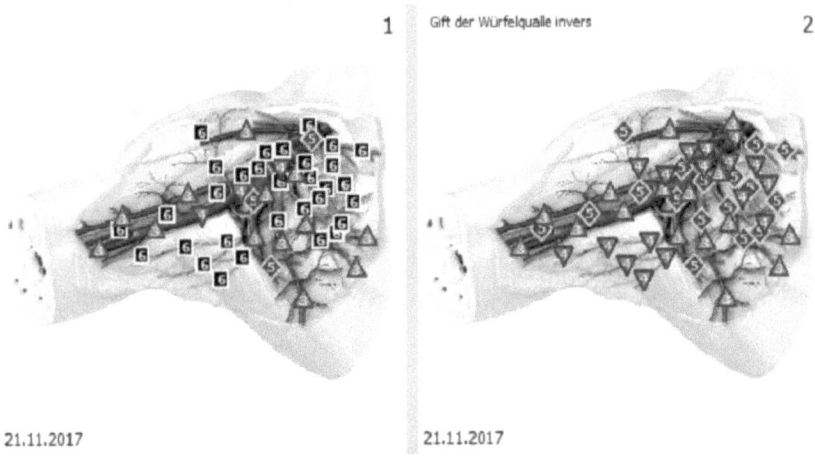

Abb. 99: An der Stelle, an der die Würfelqualle attackiert hat, findet sich eine schwere energetische Minderung in der NLS-Analyse. Bei Invertierung von „Gift der Würfelqualle" kommt es zu einer Verbesserung des Messwertes um 52%.

---

[10] Die Nesselgifte der Würfelquallen gehören zu den stärksten Giften im Tierreich. Sie dienen dem Beutefang und der Verteidigung gegen Feinde. Das Gift, das sich in den Nesselkapseln der etwa 1,2 m langen Tentakel von Chironex fleckeri befindet, bewirkt den Tod eines Kindes, das damit in Berührung kommt, innerhalb weniger Minuten.

Leitsymptome

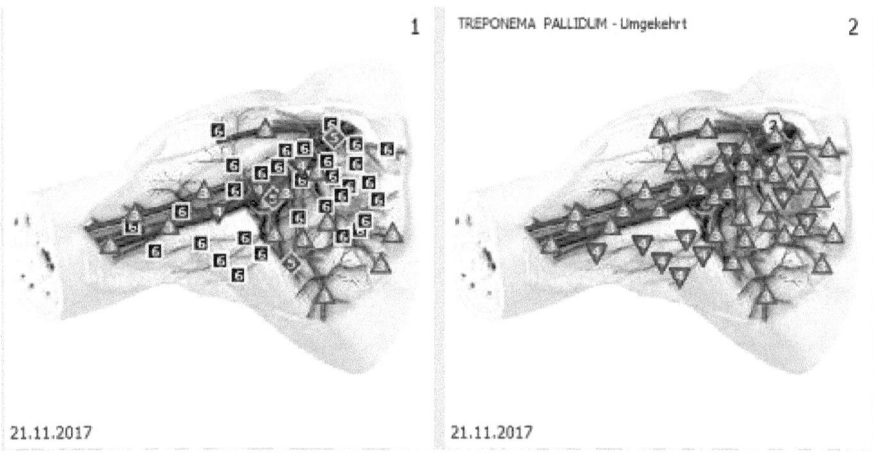

Abb. 100: *Bei Invertierung von Treponema pallidum kommt es gar zu einer Verbesserung um 77%.*

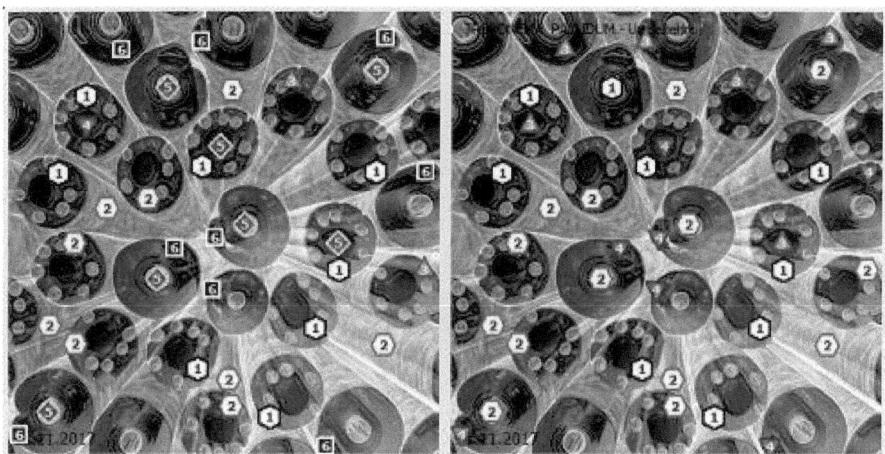

Abb. 101: *Das gleiche Phänomen findet sich bei Invertierung von Treponema pallidum in der weißen Substanz des Gehirns, hier liegt die Verbesserung bei 65%.*

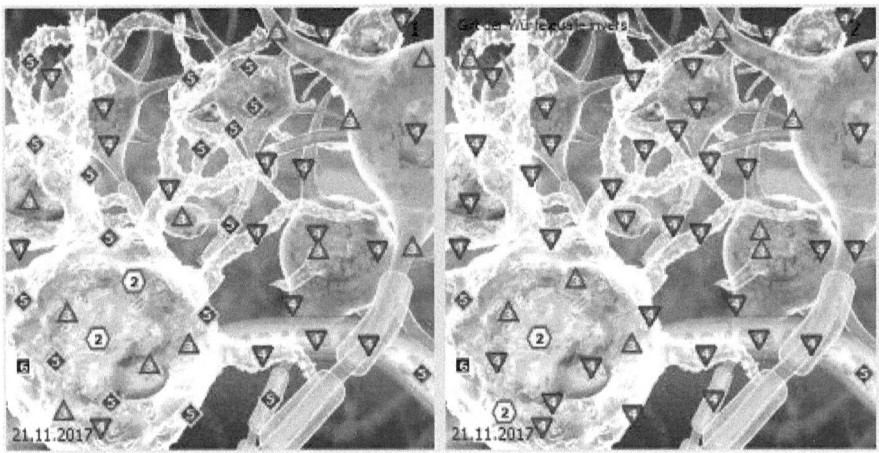

Abb. 102: *Prüft man das Neuron in der NLS-Analyse, so zeigt sich auch dort eine deutliche energetische Minderung, die sich durch Invertierung der Würfelqualle um 21% verbessert.*

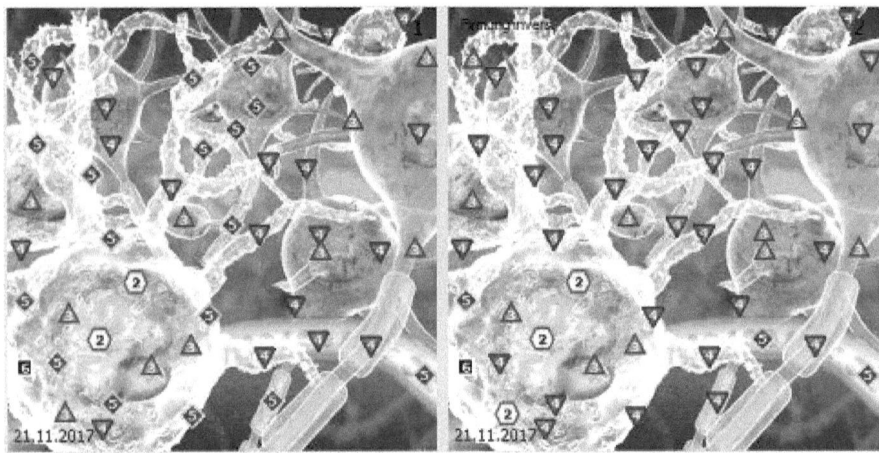

Abb. 103: *Interessanterweise findet sich noch eine zusätzliche Belastung durch die Firmung bei dieser Patientin. Bei Invertierung der Firmung bessert sich der Messwert um 24% in der NLS-Analyse.*

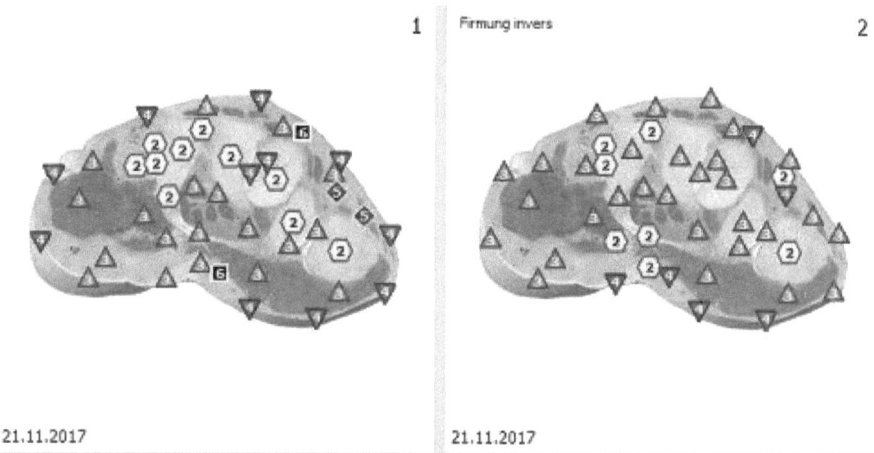

Abb. 104: *Selbst im Bereich des Querschnitts der Hand zeigt sich eine deutliche energetische Belastung, die bei Invertierung der Firmung um 36% nachlässt.*

Bewertung: Das bemerkenswerte an diesem Fall ist, dass in der NLS-Analyse die Belastung durch Treponema pallidum auch an den entsprechenden anatomischen Strukturen zu finden ist, die verletzt wurden. Wie im Lehrbuch der Aurachirurgie beschrieben, fungiert die karmische Belastung durch Treponema pallidum wie ein Selbstzerstörungsmechanismus, der im Hintergrund ein Leben lang schwelt und zu immer wieder neuen und unerklärlichen Unfällen führt. Die energetische Minderung wäre zunächst durchaus erklärbar, wenn man davon ausgeht, dass die Attacke durch eine Würfelqualle an dieser Stelle logischerweise zu einer energetischen Minderung führt. Wenn man allerdings eine Invertierung vornimmt durch Eingabe von „Gift der Würfelqualle invers", dann verschwindet die Belastung, was zunächst doch sehr überrascht. Somit findet man in der NLS-Analyse die informatorische Belastung durch Treponema pallidum nicht nur im Roten Knochenmark, sondern auch lokoregional am Ort der Läsion. Nicht nur die Stelle, die die Würfelqualle attackierte, sondern auch Bereiche des Gehirns weisen energetische Belastungen auf. Es hat den Anschein, als wäre die Stelle, an der die Würfelqualle ansetzte, gerade disponiert und vorbestimmt gewesen. Neben der Belastungen durch das Treponema pallidum findet sich noch eine zusätzliche Belastung durch die katholische Firmung, von der bekannt ist, dass sie als Sabotagesystem in der betreffenden Person ein Leben lang wirkt. Sabotagesysteme haben den Charakter des „Verflixten", wo Personen typischerweise kurz vor dem Erfolg durch Verletzungen aus der Bahn geworfen werden. Die Kombination aus Selbstzerstörungsmechanismus durch Treponema pallidum und Sabotage durch die Firmung ist eine schwere Bürde, die wie im vorliegenden Fall ihre Wirkung zeigt.

Trisomie 21

Anamnese: Eine 37-jährige Patientin mit Down-Syndrom[11] (Trisomie 21) stellt sich in der Praxis vor wegen Schulterbeschwerden.

Aurachirurgie: In der aurachirurgischen Exploration zeigt sich eine freundliche Frau in gutem Allgemeinzustand, die mentale wie körperliche Einschränkung durch das Down-Syndrom ist erkennbar, aber nicht massiv ausgeprägt, vermutlich durch eine Mosaikkonstellation[12].

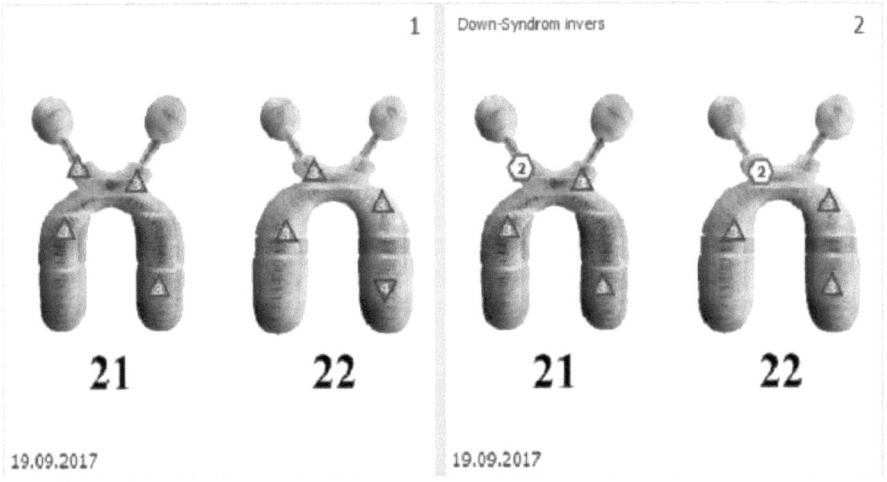

Abb. 105: Erkennbar ist die Veränderung in der NLS-Analyse an Chromosom 21 bei Eingabe von „Down Syndrom invers". Warum die Veränderung auch am Chromosom 22 zu sehen, kann an dieser Stelle nicht abschließend beurteilt werden, zumal die chromosomale Störung eigentlich nur das Chromosom 21 betrifft.

---

[11] Das Down-Syndrom ist eine genetisch bedingte Erkrankung, die durch eine Chromosomenaberration ausgelöst wird. Das Chromosom 21 liegt nicht zweimal, sondern dreimal (Trisomie) im Erbgut vor. Die Prävalenz der Trisomie 21 liegt in Deutschland - abhängig von der Altersverteilung der Mütter - zwischen 1:500 bis 1:800. Das Down-Syndrom entsteht durch eine Non-Disjunction während der Meiose. In mehr als 90% der Fälle tritt diese bei der Mutter auf. Die Symptomatik entsteht vermutlich durch eine erhöhte Expression von Genen, die auf Chromosom 21 lokalisiert sind. Das Chromosom trägt etwa 250 Gene. Eine veränderte Expression von 20-50 dieser Gene sorgt bereits für das phänotypische Erscheinungsbild. Die Gene liegen in der sogenannten Down syndrome critical region (DSCR) im langen Arm des Chromosoms.

[12] Die Mosaik-Trisomie 21 liegt wahrscheinlich häufiger vor, als bisher angenommen wurde. Eine Mosaik-Trisomie entsteht erst nach Befruchtung der Eizelle und deren Teilung. Dadurch liegt nicht in allen Körperzellen das Chromosom 21 dreifach vor. Mosaikformen können sich bezüglich des symptomatischen Ausprägungsgrades stark unterscheiden.

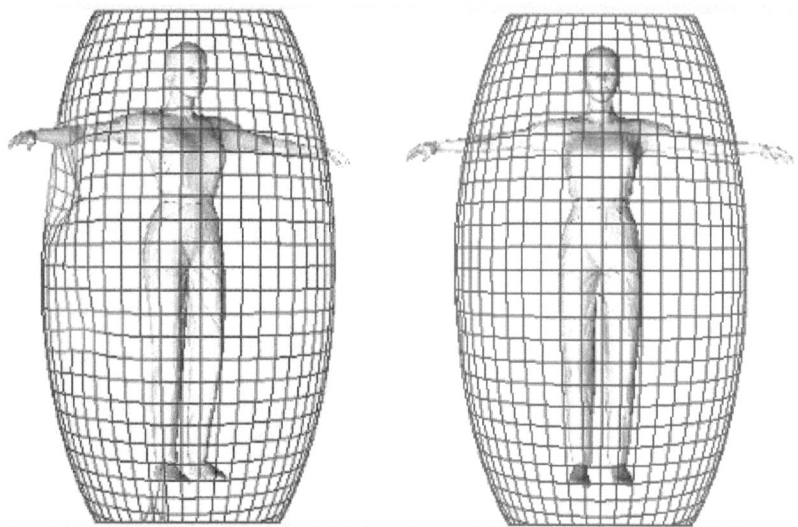

Abb. 106: Gleiche Patientin: Auradarstellung der Patientin mit Down-Syndrom vor und nach Eingabe von „Down Syndrom invers". Beeindruckend ist, wie homogen sich die Aura in der zweiten Abbildung darstellt, was jedoch bei Patienten mit Down Syndrom geradezu typisch ist.

Bewertung: Beeindruckend ist die Homogenität der Aura in der Auradarstellung, eine Homogenität, wie man sie sonst nur ganz selten findet. Das scheint nicht untypisch zu sein für Patienten mit einem Down-Syndrom. Bei ihnen ist z.B. auch bekannt, dass sie ganz besonders gut entspannen können, was sich an besonders vielen alpha-Spindeln im EEG zeigt. Die Schulterbeschwerden, deretwegen die Patientin in die Praxis kam, werden behandelt, indem das Sklavenjoch entfernt wird, mit dem die Patientin bei der aurachirurgischen Exploration in Resonanz geht.

Phimose

Anamnese: Pascal Z., 9 Jahre alt, kommt wegen einer Phimose in die Praxis.

Aurachirurgie: Als Ursache der Phimose zeigt sich eine Sepsis nach einer Kastration in Vorleben.

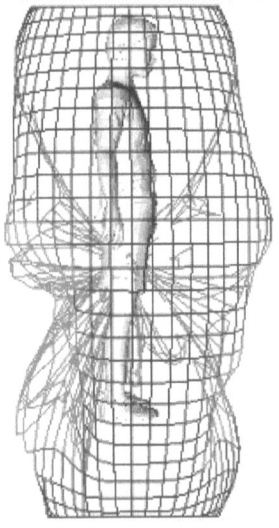

Abb. 107: NLS-Analyse: Beeindruckend ist die Belastung im Bereich des Urogenitaltrakts in der Auradarstellung, sowohl von vorne als auch von hinten..

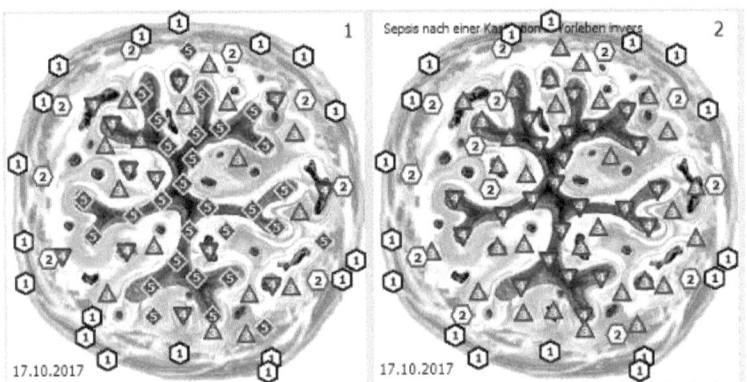

Abb. 108: NLS-Befund: Energetische Belastung der Hanröhre, bei Invertierung von „Kastration im Vorleben" Verbesserung des Befundes um 51%.

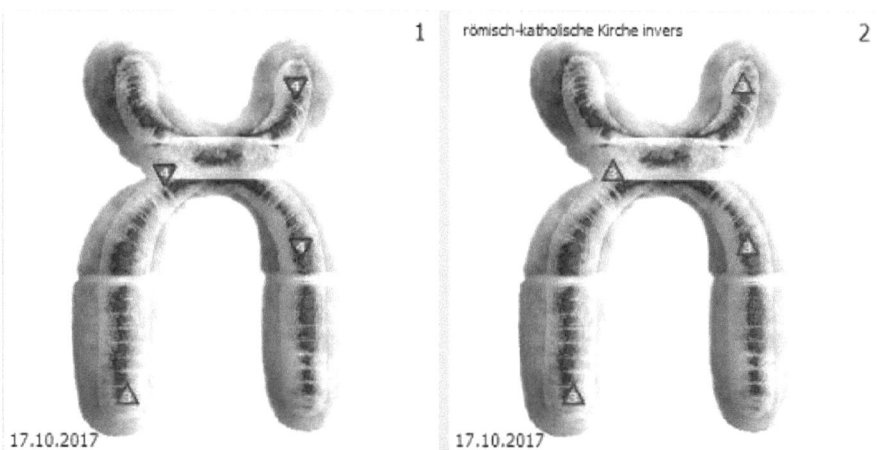

Abb. 109: *Bei Invertierung der römisch-katholischen Kirche zeigt sich eine Verbesserung des Befundes um 51% auf dem Y-Chromosom.*

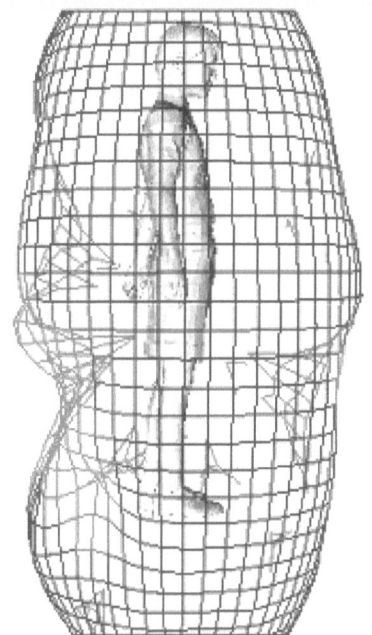

Abb. 110: *Deutliche Verringerung der energetischen Belastung in der Aura im Bereich des Urogenitaltrakts im Vergleich zum Vorbefund bei Invertierung der römisch-katholischen Kirche.*

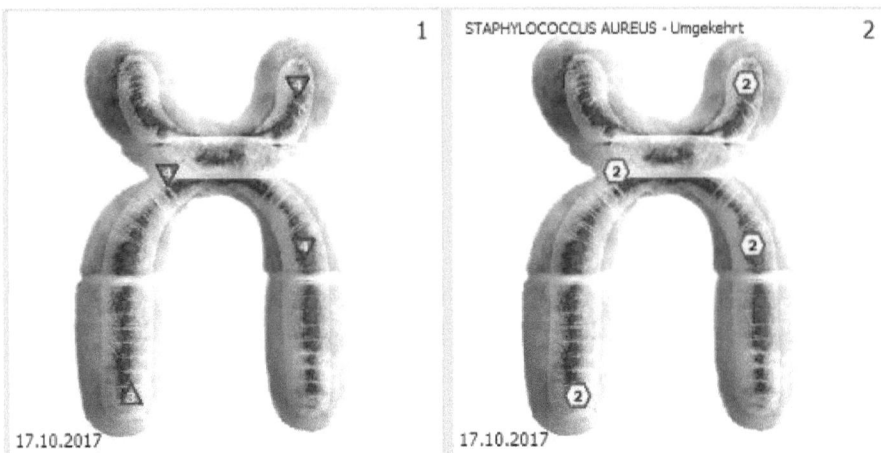

Abb. 111: *Bei Invertierung von Staphylococcus aureus zeigt sich eine Verbesserung des Befundes um 85% auf dem Y-Chromosom.*

Bewertung: Ein höchst beeindruckender Fall, der bestätigt, dass die katholische Kirche in früheren Zeiten Buben mit schönen Gesangsstimmen hat kastrieren lassen, was im Universum bis heute nachwirkt bzw. als Information durch die Bioresonanzanalyse abrufbar ist. Einzelheiten finden Sie auch hier im Lehrbuch der Aurachirurgie.

Müdigkeit

Anamnese: Eine 37-jährige Patientin kommt in die Praxis wegen der chronischen Müdigkeit.

Aurachirurgie: In der aurachirurgischen Exploration zeigen sich keine karmischen Belastungen.

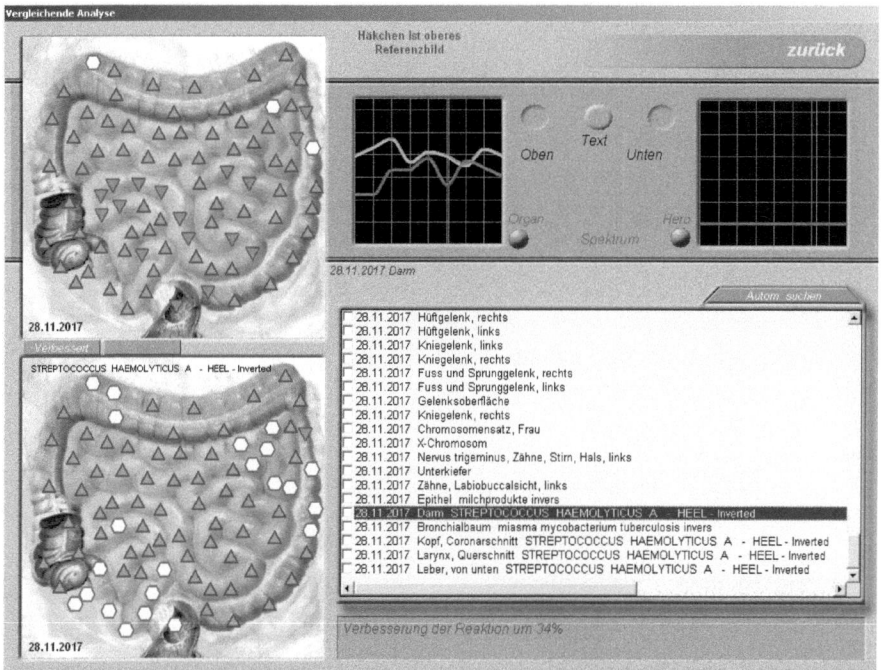

Abb. 112: In der NLS-Analyse zeigt sich eine energetische Schwäche im Darm, die fokal betont ist in Form von zahlreichen nach unten stehenden Dreiecken. Immer wenn sich solch inhomogenen Veränderungen präsentieren, deutet dies auf bakterielle Foci hin, wie im vorliegenden Beispiel die energetische Belastung durch Streptococcus haemolyticus. Eine homogene Belastung indes bedeutetet vielfach einen Befall durch Candida albicans. Die Müdigkeit lässt sich in der NLS-Analyse häufig als energetische Schwäche im Bereich der Hirnstrukturen nachweisen, am eindrucksvollsten im Bereich des Großhirns frontal im Coronarschnitt des Schädels.

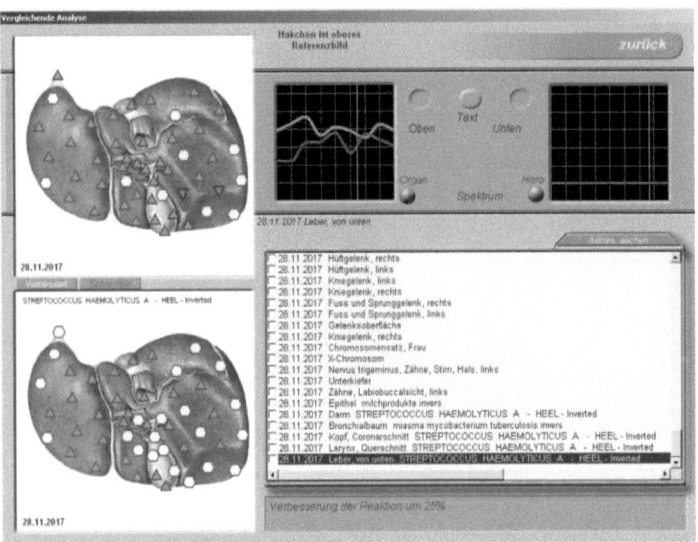

Abb. 113: Die Müdigkeit zeigt sich in der NLS-Analyse an einer deutlichen energetischen Störung im Bereich des Gerhirns, bei Invertierung von Opisthorhis fellineus bessert sich die Situation um 41%.

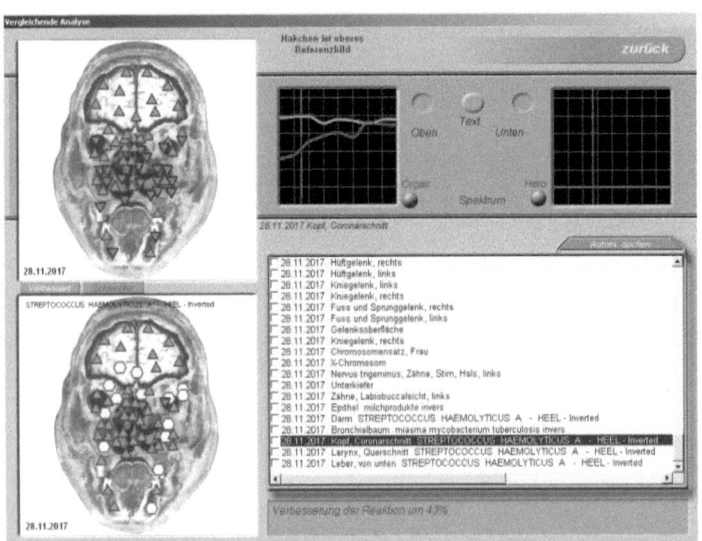

Abb. 114: Zusätzlich präsentiert die Patientin eine energetische Schwäche im Bereich der Nase und Nasennebenhöhlen, was sich bei der aurachirurgischen Exploration als Folge medizinischer Versuche entpuppt.

Bewertung: In sehr vielen Fällen ist chronische Müdigkeit auf eine energetische Störung der Leber zurückzuführen, und diese wiederum auf eine Störung des Mikrobioms im Darm. Im vorliegenden Fall ist der Darm jedoch energetisch gut, und ausschließlich die Leber zeigt eine energetische Schwäche, was sich jedoch in den laborchemischen Untersuchungen von Leberenzymen nicht widerspiegelt. Auf der Suche nach der Ursache, die zu der Energieschwäche der Leber führen, wird der Aurachirurg bei dem Erreger Opisthorchis felineus fündig. Opisthorchis felineus wird über Nahrungsmittel übertragen und verursachen eine Infektion mit der Bezeichnung Clonorchiasis. Clonorchiasis und Ophistorchiasis kommt überwiegend in subtropischen und tropischen Gebieten vor. Hier ist die Infektion unter Menschen endemisch und befällt häufig auch Haustiere. Das Hauptverbreitungsgebiet ist Südostasien, mit der größten Inzidenz in Vietnam, Kambodscha, Laos, Thailand, Malaysia, Burma und Nord-Australien. Näheres dazu findet sich im Lehrbuch der Aurachirurgie. Tatsächlich gibt der Patient an, vor einem halben Jahr als Backpacker eine Thailand-Reise unternommen zu haben.

Wird die Information von Opisthorchis felineus homöopathisch ausgeleitet, verbessert sich die energetische Situation der Leber und verringert sich entsprechend auch die Müdigkeit beim Patienten. Darüberhinaus kann die Patientin nach Entfernung der virtuellen Nasentamponaden im Rahmen des karmischen Musters der Medizinischen Versuche auch deutlich besser durch die Nase atmen.

Knieschmerzen

Anamnese: Patient, 64 Jahre alt, ehemaliger Manager eines großen Pharmaunternehmens, kommt in die aurachirurgische Praxis wegen einer seit vielen Jahren bestehenden Kniegelenksarthrose. Die schulmedizinischen Untersuchungen hätten ergeben, dass das Gelenk durch eine Prothese ersetzt werden sollte, weil die arthrotischen Abnützungserscheinungen weit fortgeschritten sind. Allerdings ist der Patient dazu nicht bereit, sondern möchte lieber in Kürze eine Fernreise nach Peru antreten, um die Ruinen von Machu Picchu zu erklimmen. Dazu benötige er ordentlich funktionierende Kniegelenke. Nach Auflösung des karmischen Musters der missglückten Flucht sowie nach aurachirurgischer Behandlung des Kniegelenks am Anatomieatlas nach den beschriebenen Prinzipien zeigt sich eine deutliche Besserung der Schmerzsymptomatik sowie eine höhere Stabilität im Knie noch während der laufenden Behandlungssitzung. Der Patient verlässt erfreut die Praxis.

Aurachirurgie:

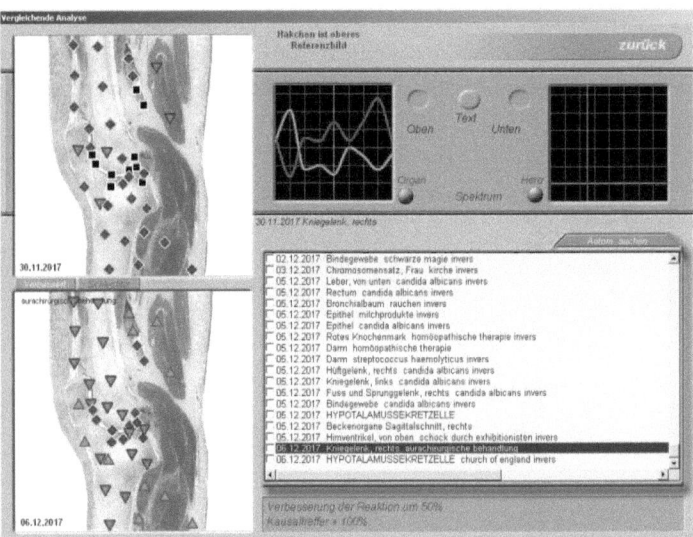

Abb. 115: Kniegelenksarthrose in der NLS-Analyse, Austestung eines möglichen Therapieerfolg durch eine aurachirurgische Operation, voraussichtliche Verbesserung des energetischen Befundes um 50%.

Die Operation erfolgt nach den Prinzipien, wie sie im Lehrbuch der Aurachirurgie für Knieoperationen beschrieben sind. Am einfachsten arbeitet der Aurachirurg anhand eines Anatomieatlas, den der Patient auf dem Schoß hält. Ziel ist es zunächst, eine Resonanz beim Patienten auszulösen, indem der Aurachirurg mit der chirurgischen Sonde die Knorpel-Knochen- und Bänderstrukturen des Kniegelenks nachfährt und den Patienten fragt, ob er dies spürt. Besteht eine Resonanz, so kann die aurachirurgische Operation erfolgen. Die Abtragung von altem Gelenkknorpel, der Aufbau von neuem Knorpelgewebe, das Spannen von bestehenden Bandstrukturen, das Einziehen von zusätzlichen Bändern und Drähten in der Aura des Kniegelenks, das Injizieren von Gelenksflüssigkeit, all das sind probate Mittel, um die Symptomatik entsprechend zu verbessern. Bewährt hat sich die Fixation des Kniegelenks an mehreren Punkten, d.h. die virtuellen Bänder bzw. Drähte sollten sowohl auf der Vorderseite wie auch auf der Rückseite des Kniegelenks gespannt werden. Dazu sollten die Kreuzbänder stabilisiert und die Seitenbänder gestrafft werden. Das ganz erfolgt solange, bis der Patient bei erneuter Prüfung der organischen Strukturen mit der chirurgischen Sonde keine Resonanz mehr meldet. Erst dann gilt die Operation als beendet. Grundsätzlich empfiehlt es sich, den Patienten zwischendurch immer wieder mal aufstehen und im Raum umhergehen zu lassen, die Knie zu beugen und zu strecken, um zu prüfen, inwieweit das erwünschte Ergebnis bereits erreicht wurde.

Bewertung: Zwei Monate später stellt er sich erneut vor und berichtet begeistert von seiner Tour durch Peru. Die Ruinen von Machu Picchu habe er gut bewältigt, mit einem Stock habe er zusätzlich die Schläge auf das Knie beim Abwärtsgehen der Stufen abgefangen. Nach einiger Zeit habe er den Stock allerdings nicht mehr benötigt und ihn irgendwo stehen gelassen. Ein großer Erfolg der aurachirurgischen Therapie, weshalb sich der Patient entschließt, keine Prothesenoperation durchführen zu lassen.

Trockenes Auge

Anamnese: Die Patientin, 52 Jahre alt, kommt in die Praxis wegen ihrer seit mehreren Jahren bestehenden Trockenheit der Augen. Sie leide unter einer chronischen Konjunktivitis, habe rote Augen, die schmerzen und jucken. Alle bisherigen Therapieversuche durch den Augenarzt seien letztlich gescheitert, zwar helfen die verordneten Augensalben, allerdings bleibt das Grundproblem bestehen.

Aurachirurgie: In der aurachirurgischen Exploration zeigen sich keine karmischen Belastungen.

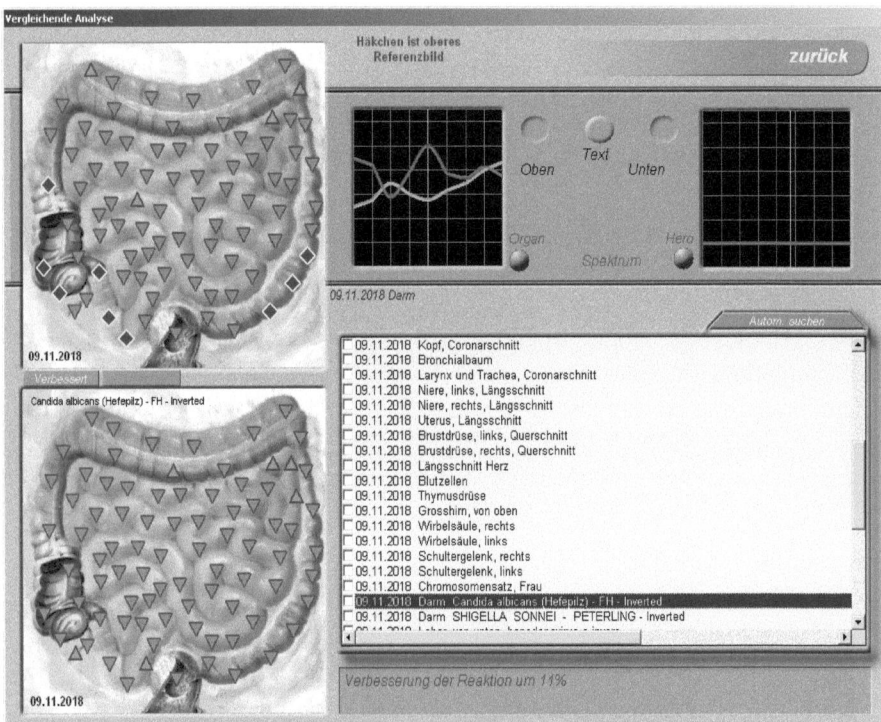

Abb. 116: Darm, schwere energetische Störung, bei Invertierung von Candida albicans Verbesserung der Reaktion um nur 11%, d.h. die Kausalität ist eine andere, es muss weiter gesucht werden.

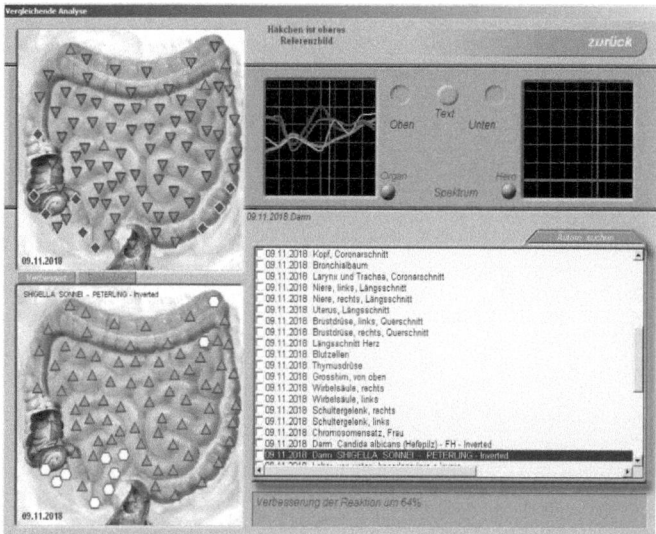

Abb. 117: *Darm: Bei Invertierung von Shigella dysenteriae Verbesserung der Reaktion um 64%, d.h. eindeutige Kausalität gefunden. Der Patient berichtet von einer Shigellenvergiftung während eines Thailandurlaubs vor 10 Jahren, ausgelöst durch eine Fischvergiftung mit schweren Durchfällen..*

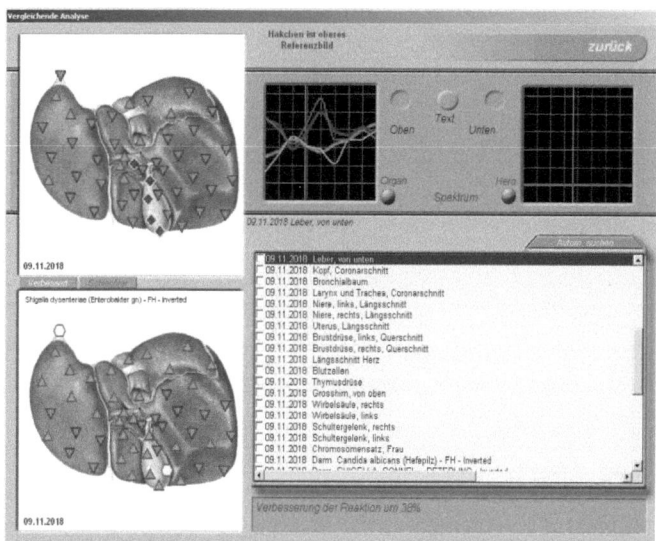

Abb. 118: *Leber von unten: Energetische Störung, bei Invertierung von Shigella dysenteriae Verbesserung der Reaktion um 38%, eindeutige Kausalität.*

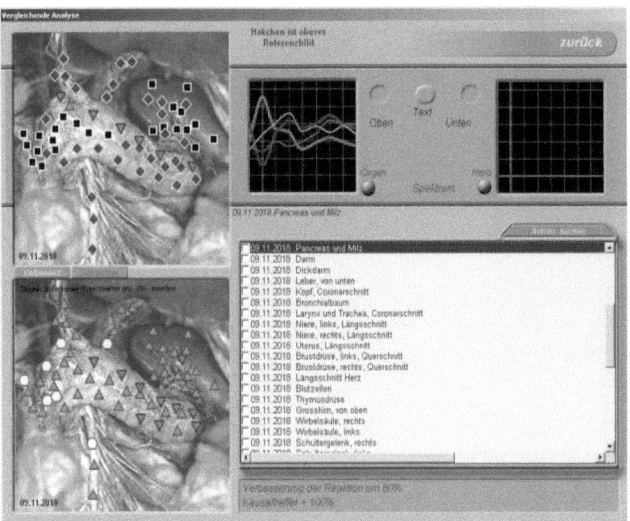

Abb. 119: Pankreas und Milz: Schwere energetische Störung, ebenfalls ausgelöst durch die Information der Shigellen mit 80%.

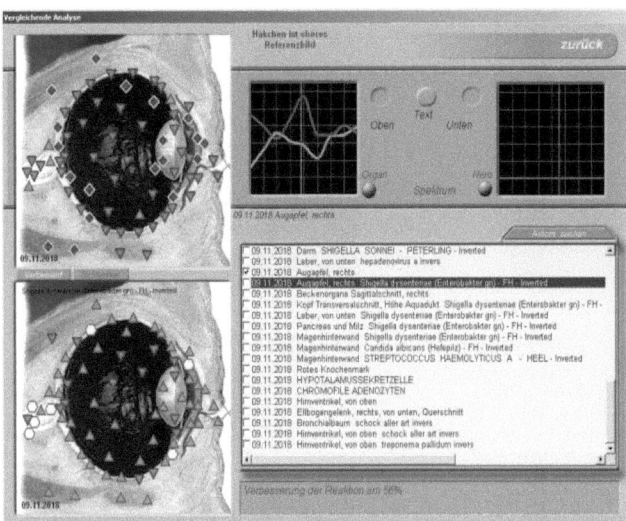

Abb. 120: Augapfel rechts: Schwere energetische Störung, insbesondere auch im Bereich der Konjunktiven, bei Invertierung von Shigella dysenteriae Verbesserung der Reaktion um 56%, wiederum im Bereich der Konjunktiven.

Bewertung: Nach Ausleitung der Information von Shigella dysenteriae verschwindet das Symptom des trockenen Auges prompt.

Über den Autor

Dr. med. Mathias Künlen.

Studium der Humanmedizin an der LMU in München.

Studium der Informatik an der Fachhochschule München.

Deutsches medizinisches Staatsexamen 1988.

US amerikanisches medizinisches Staatsexamen FMGEMS 1989.

Facharzt für Neurologie seit 1994.

Gründer und Vorstand der Softmark AG Grünwald, Softwareentwicklung im Bereich des Cognitive Computing.

Gründer des IFA Institut für Aurachirurgie AG, Fürstentum Liechtenstein.

Shotokan Karate 1. DAN im DKV Deutscher Karateverband.

Kyusho Jitsu 1. DAN im DKV Deutscher Karateverband.

Für eine Kontaktaufnahme schicken Sie bitte eine E-Mail an
info@aurachirurgie.me

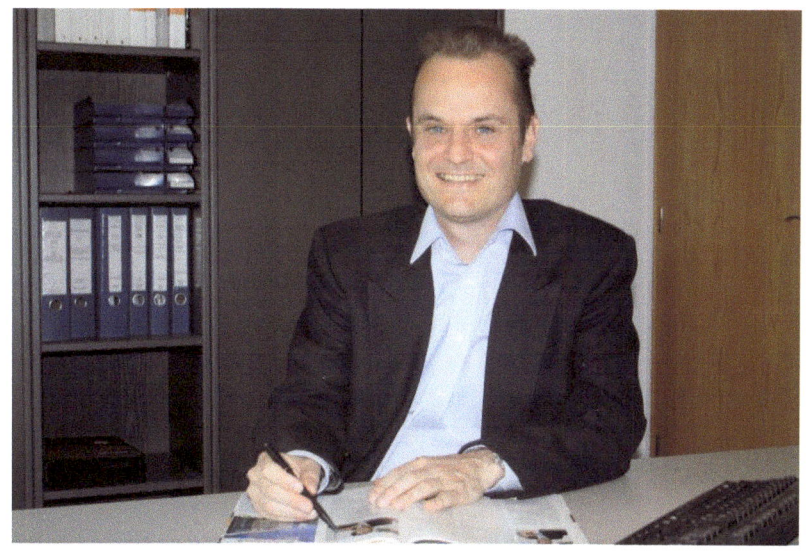

Index

Badeunfall 82
Blasenentzündung 70
Darmfistel 35
Depression 74
Herzrhythmusstörungen 50
Impotenz 26
Knieschmerzen 94
Kopfschmerzen 37
Krampfadern 65
Leistenschmerzen 44
Leistungsschwäche 37
Menstruationsbeschwerden 72
Müdigkeit 38, 91, 92, 93

Muskelschwäche 45
Phimose 88
Platzende Gefässe 13
Psoriasis 47, 50
Rückenschmerzen 35
Schnarchen 58
Taubheit in den Fingern 80
Transplantatabstoßung 9
Trisomie 21 86
Trockenes Auge 96
Übergewicht 30, 32
Zwangsstörung 76